Wim Luijpers · Rudolf Nagiller

GENTLE MOVING

Bewegen nach Feldenkrais

*Mehr Lebensfreude
im Alltag durch
bewusstes Bewegen*

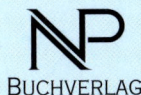
NP
BUCHVERLAG

Die Autoren

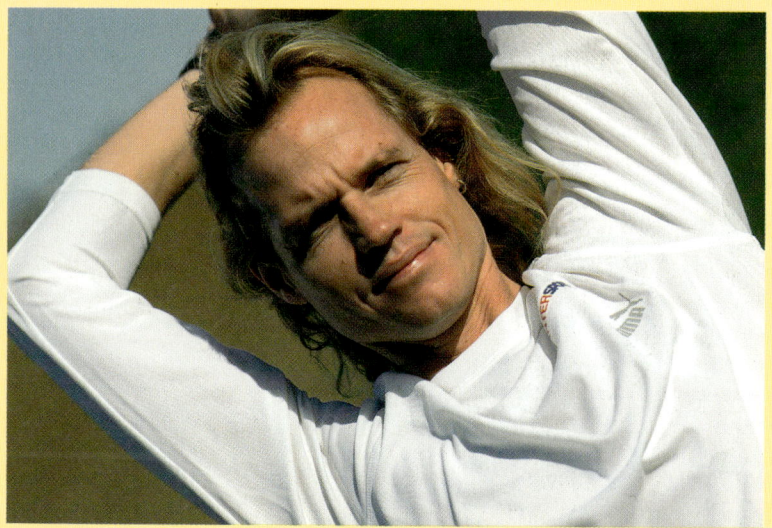

Willem „Wim" Luijpers

Jahrgang 1970, Bewegungs- und Lauftrainer, Diplom der American Felden-krais Guilde/USA und des Institute for Human Movement/California, von Kindesbeinen an aktiver Läufer in Neuseeland, wo er aufgewachsen ist. Nach einigen Jahren Leistungssport-Laufen hat er auf der Basis von Feldenkrais seine eigenen Methoden entwickelt: GENTLE RUNNING für das Laufen und GENTLE MOVING für den Bewegungsalltag. Seit neun Jahren lebt Wim Luijpers abwechselnd in Österreich und in Griechenland. Er gibt sein Wissen überall in Österreich in Seminaren und in Griechen-land in seiner Movement Academy weiter.

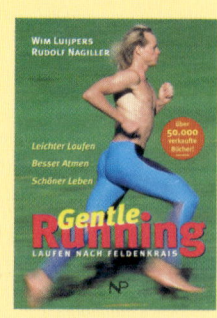

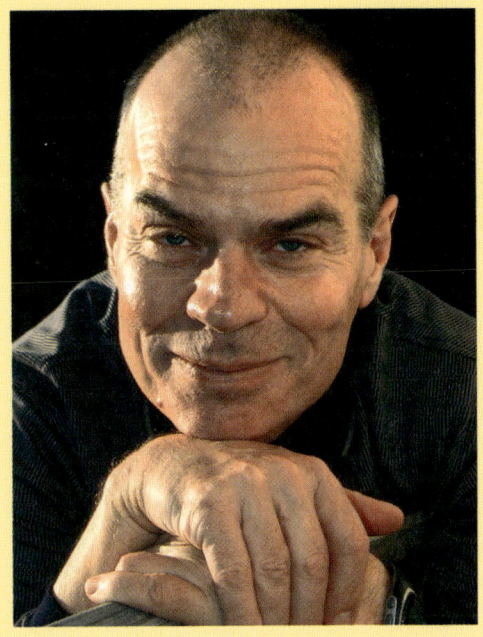

Rudolf „Rudi" Nagiller

Jahrgang 1943, Österreicher, promovierter Wirtschaftswissenschaftler, Journalist mit jahrzehntelanger Radio- und Fernseherfahrung im ORF, wobei er sich vor allem als Interviewer einen Namen gemacht hat und mit Preisen ausgezeichnet wurde. Zuletzt war er Informationsdirektor des ORF-Fernsehens. Als Läufer und Feldenkraiskenner ist Rudolf Nagiller ein Spätberufener. Seit über sieben Jahren läuft er regelmäßig vier- bis fünfmal in der Woche mehr als eine Stunde. Und mit Feldenkrais beschäftigt er sich seit Jahren sowohl theoretisch als auch ganz persönlich beim Laufen und in seinem alltäglichen Bewegungsleben.

GENTLE RUNNING

Das ist auch der Titel des Buches, das Wim Luijpers und Rudolf Nagiller 2001 gemeinsam auf den Markt gebracht haben. Es wurde sofort ein Bestseller, in Österreich unter den Sachbüchern sogar der Jahresbestseller. In den österreichischen Charts war das Buch monatelang die Nummer eins. Der Hauptverband des Österreichischen Buchhandels zeichnete die beiden Autoren daher mit einem Goldenen Buch aus. Was GENTLE RUNNING ist, wird am Ende dieses Buches in einem eigenen Kapitel zusammengefasst.

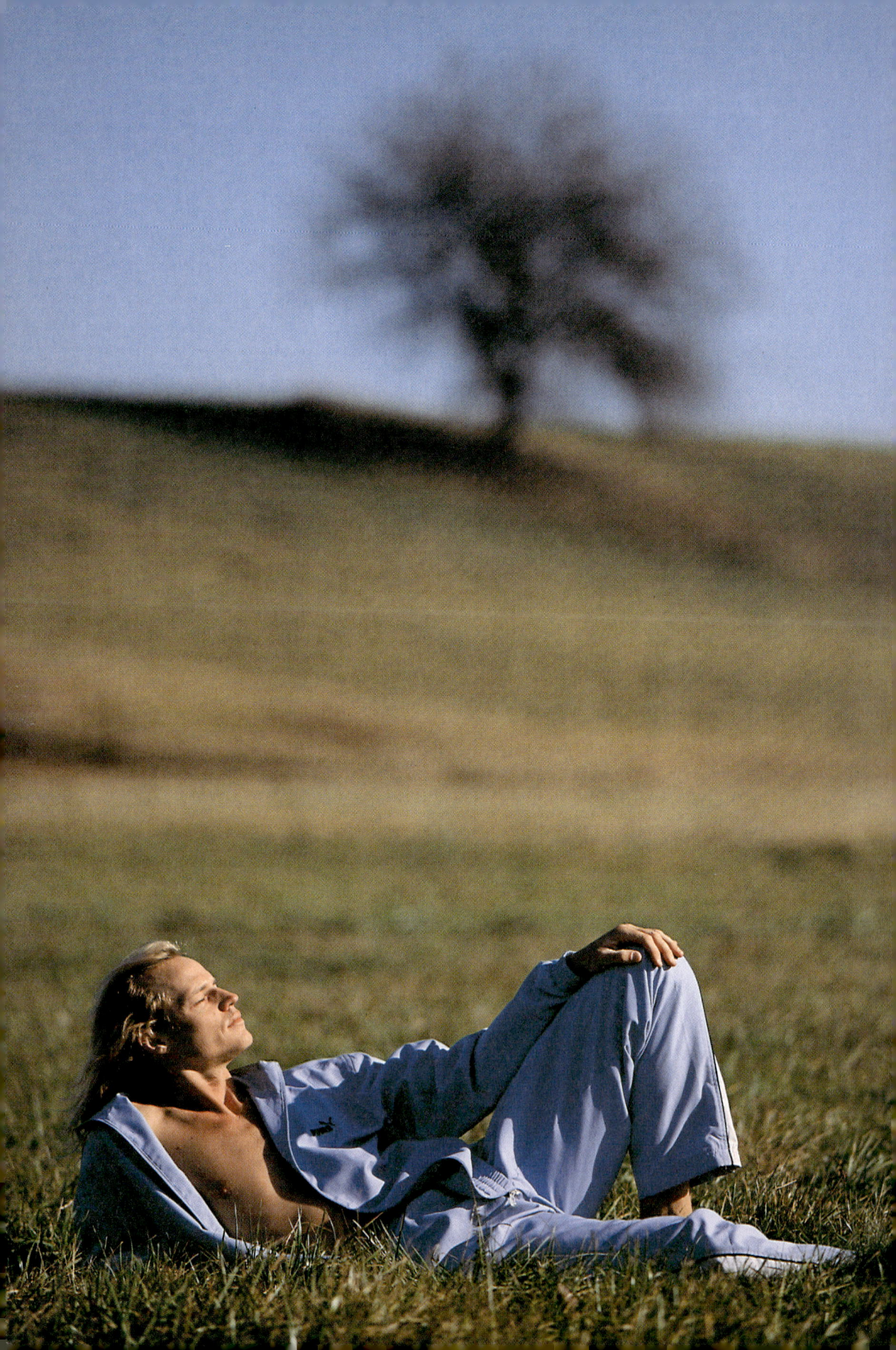

„Wie geht's, wie steht's?"

„Unsere Natur ist Bewegung, die vollständige Ruhe ist der Tod."
(Blaise Pascal, französischer Denker im 17. Jahrhundert)

„Es läuft so"

Alles Worte, die mit unserem Bewegungsleben zu tun haben. Meinen wir dieses auch, wenn wir fragen, wie es so läuft? Meinen wir mit solchen Fragen und Antworten unsere Muskeln, Bänder und Knochen, unseren Bewegungsapparat also?

Wohl nicht direkt, aber irgendwie doch. Die Sprache bedient sich nicht zufällig dieser Bewegungsworte. Sie weiß, dass die Art, wie wir uns bewegen, sehr viel mit unserer inneren Verfassung und mit unseren momentanen Gefühlen zu tun hat. Wir bewegen uns so, wie uns zu Mute ist. Ob wir on top of the world sind oder Angst haben, ob wir gern unter Menschen oder eigenbrötlerisch sind, ob wir unser Tagwerk mit einer gewissen Gelassenheit erledigen oder vom Ehrgeiz getrieben werden, ob wir voll Hoffnung sind oder kein Land in Sicht haben: all das findet Ausdruck in unseren Bewegungen. Nicht umsonst können wir, wenn wir einen Bekannten treffen, in den ersten Sekunden an der Muskelarbeit in seinem Gesicht und an seinem ganzen Körper erkennen, wie es ihm geht. Unsere Bewegungen als Spiegel unseres Gemütszustandes. Lässt sich das auch umdrehen: Hängt unser Gemütszustand, unsere Stimmung auch von unserem Bewegungsleben ab? Geht es uns also besser, wenn wir uns ausreichend und gut bewegen?

Wir glauben schon.

Je besser du dich bewegst, desto besser geht es dir

Genau darum geht es in GENTLE MOVING. Wir wollen dir helfen, dein Bewegungsleben zu verbessern, weil wir fest davon überzeugt sind, dass du dich dann wohler fühlst. Wenn du dich gut bewegst, dann geht es dir besser: Nicht nur deinem Körper, das ist ja noch leicht einzusehen, auch deinem Gemüt und deinem Geist.

Denn deine Natur ist auf Bewegung angelegt. Du bewegst dich immer, viel mehr, als du selbst wahrnimmst. Bei jedem Handgriff, nicht nur bei

Ortsveränderungen: beim Sitzen, Atmen, Trinken, Essen, Sex, Einkaufen ... Nichts ist möglich, ohne dass du dich bewegst, ohne dass in dir Muskeln arbeiten, und sei es auch noch so geringfügig. Auch dieses Buch kannst du nur lesen, indem du viele Muskeln anspannst und dann wieder entspannst, immer wieder: die Muskeln bei den Augen, an den Armen und Händen, am Rücken und darüber hinaus. So vieles muss mitspielen, wenn du äußerlich fast bewegungslos in einem Buch blätterst.

GENTLE MOVING hilft dir dabei

Möglicherweise verläuft dein Bewegungsleben ziemlich gedankenlos, ja sogar gefühllos. So, wie du es in anderen Bereichen deines Lebens eher nicht machst. Wahrscheinlich überlegst du dir schon, was du isst oder trinkst, und du willst das auch schmecken. Und es ist anzunehmen, dass dir die Entscheidung, welche Kleidung du kaufst und was du morgens anziehst, wichtig ist. Aber deine Bewegungen?

Ja, du weißt, dass du dich mehr bewegen solltest, dass du mehr gehen oder laufen oder Sport betreiben solltest. Dieses Wissen setzen wir in diesem Buch daher voraus. Aber wie du gehst oder läufst oder Sport betreibst, wie du dich hinsetzt, aufstehst, eine Tasche trägst oder das Telefon hältst, ja sogar wie du atmest – mit diesen Details setzt du dich wohl weniger auseinander. Obwohl das alles für dein Wohlbefinden sehr wichtig ist. Wichtig für deine Lebenslust, deine Kreativität, deine Ausstrahlung, deine Gesundheit und deine Zufriedenheit.

GENTLE MOVING hilft dir dabei. Es basiert auf Feldenkrais, einer Lehr- und Lernmethode zur Wiederentdeckung des eigenen Bewegungskörpers. Und um dir das Leben leichter zu machen, haben wir uns für die Praxis zwei Instrumente ausgedacht. Bevor wir weiter ins Thema hineingehen, wollen wir sie dir vorstellen.

Dreiunddreißig Große und Kleine Spürer 1–33

Das ist Feldenkrais pur: Dreiunddreißig Übungen zur Verbesserung deines Körpergefühls. Bewegungen im Stehen, im Sitzen, im Liegen oder sonst wie, die den Sinn haben, deine Körpersensibilität zu erhöhen. Wichtig dabei ist, dass du diese Bewegungen nicht mechanisch machst, sondern dein Bewusstsein darauf konzentrierst. Diese Spürer, wie wir die Übun-

8

gen abseits jeder Fachsprache für dich genannt haben, sollen dein Körpergefühl anregen und dir helfen, deine vielleicht schon ziemlich verschütteten Fähigkeiten wieder auszugraben, wie du deinen Körper fühlen und Bewegungsentscheidungen bewusster treffen kannst. Also sensibler zu werden für dich selbst, damit sich dein Bewegungsleben verbessern kann. Von innen heraus, ganz authentisch soll es sich verändern und dir rundum gut tun. Wir haben diese fünfundzwanzig Übungen nicht in einem Kapitel zusammengefasst, sondern jeweils dorthin platziert, wo sie am besten passen. Aber wir stellen zu jeder ein kleines Schild mit einer Nummer hin. Doch wir bieten noch mehr.

Einhundertelf Große und Kleine Helfer 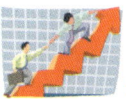 1–111

Damit bleiben wir auf dem Fundament von Feldenkrais und gehen zugleich darüber hinaus: Da wir nicht annehmen können, dass du über Nacht ein perfekter Spürer wirst, werden dich diese Großen und Kleinen Helfer bei der Verbesserung deines Bewegungslebens zusätzlich unterstützen. Mit ganz wichtigen Bewegungsregeln, den Großen Helfern also, die dich immer begleiten sollen, bis zu vielen kleinen Tipps für viele Lebenslagen. Für das Gehen, Stehen und Sitzen, für das Treppensteigen, Autofahren, Laufen und Sportbetreiben. Die Helfer geben dir Anregungen, wie du dich entspannst, wenn du im Stress bist oder der Rücken wehtut, sie bieten dir indische Weisheiten zur Perfektionierung deines Atmens, und und und. Wir haben sie ebenfalls über das ganze Buch verteilt und mit durchnummerierten Schildern gekennzeichnet.

Mit dem Verstehen von Feldenkrais, mit den praktischen Spürern und mit den Helfern wirst du dein Leben verbessern. Du bringst alle Voraussetzungen mit. Immerhin hast du dieses Buch in die Hand genommen und zeigst dir damit selbst, dass du dazu bereit bist.

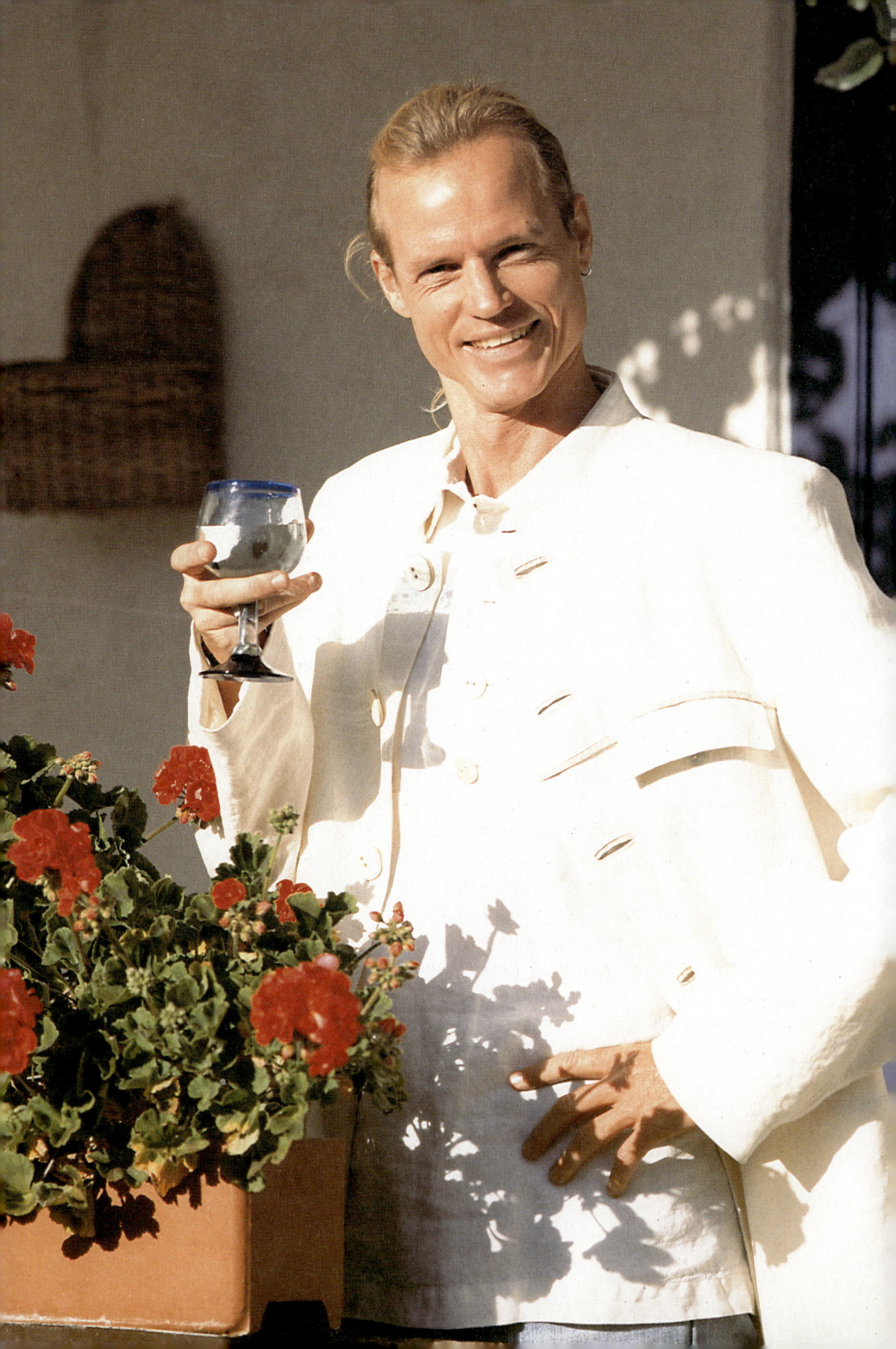

Millionär im Gläserheben

„In der Haltung des Körpers verrät sich der Zustand des Geistes.
Durch die Körperbewegung spricht gleichsam des Geistes Stimme."
(Ambrosius Aurelius, Bischof im 4. Jahrhundert)

EIN KÖRPERINTELLIGENZTEST MIT DEM TRINKGLAS

Kleine Ursachen, große Wirkungen

Hast du schon einmal überlegt, wie oft du in deinem langen Leben ein
Glas oder eine Tasse hebst und zum Mund führst? Wir haben es ausge-
rechnet und kommen auf ein bis zwei Millionen Mal. Nehmen wir an, was
du da hebst, wiegt im Durchschnitt jedes Mal gute zweihundert Gramm.
Dann würdest du, allein durch diese feinen Bewegungen, übers ganze
Leben an die zehn Fernlastzüge stemmen. Nur für das bisschen Trinken!
Auch wenn sich das auf viele Jahre verteilt, deine Muskeln beschäftigt es
schon, und es ist nicht so unwichtig, wie es scheint. Probieren wir es einmal aus.

Nimm ein Glas Wasser

Stell es vor dich auf den Tisch, ungefähr dort, wo das Glas auf der fein
gedeckten Geburtstagstafel stehen würde, also rechts von dir etwa 40
Zentimeter vom Tischrand entfernt. Nimm dann das Glas, führe es langsam zum Mund und beobachte dich dabei.

⋯⋯> Körperlich weniger intelligent: Vielleicht wirst du das Glas zuerst in
die Höhe heben und es dann mehr oder weniger waagrecht zum
Mund führen. Das fühlt sich für dich überhaupt nicht schwer an. Für
deinen Körper ist es aber nicht so leicht, wie es aussieht: Diese Bewegung ist nämlich nach den physikalischen Hebelgesetzen sehr ungünstig, weil du das Gewicht, also das Trinkglas, statt auf den kurzen Hebel auf den langen platzierst. So machst du es genau anders-
herum, als es uns die Hebelgesetze nahe legen. Entsprechend viel
Kraft musst du aufwenden, auch wenn du dir dessen angesichts der
Zweihundertgrammlast nicht bewusst bist. Aber damit das überhaupt

funktioniert, müssen die Rückenmuskeln ordentlich dagegenhalten.

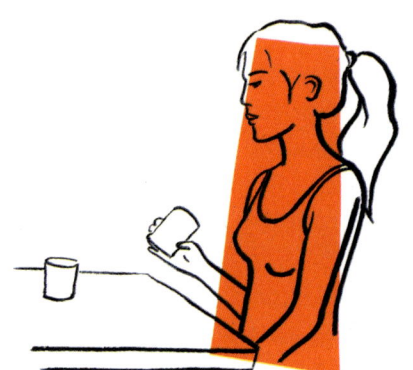

Körperlich intelligent: Setz das Glas auf einen kürzeren Hebel. Heb es zuerst nur ganz wenig in die Höhe, bring es dann knapp über dem Tisch zuerst zum Körper und führe es erst in Körpernähe zum Mund. Jetzt müssen deine Rückenmuskeln viel weniger anstrengende Abstützarbeiten leisten.

„SO EINE BANALITÄT!?“

Rudi: „Sag mal, Wim, ist das nicht zu banal? Sollten wir nicht mit einem Beispiel anfangen, das jeder sofort akzeptiert? Können wir unserem Leser so etwas zumuten, ohne dass er uns auslacht und das Buch womöglich gleich entsorgt?“

Wim: „Ich glaube schon. Ich nehme doch an, dass sich unser Leser das Leben leichter machen will.“

Rudi: „Ja schon, aber er hat doch sicher andere Probleme, als von uns erzählt zu bekommen, wie er ein Glas Wasser zum Mund führen soll.“

Wim: „Welche Probleme?“

Rudi: „Vielleicht hat er Kreuzschmerzen, das haben ja viele. Also sollten wir ihm helfen, seinen Rücken zu kurieren.“

Wim: „Genau darum geht's bei diesem Beispiel, auch um den Rücken. Jede Bewegung, die du mit einer Hand und dem Arm machst – ganz gleich ob du mit einer schweren Hacke Holz spaltest oder aus einem federleichten Weinglas trinkst –, hat etwas mit deinem Rücken zu tun. Der Körper ist nämlich eine Einheit. Du meinst vielleicht, das Glas beschäftigt nur deine Hand und den Arm. Natürlich sind diese betroffen, aber es müssen noch viel mehr Körperteile mitarbeiten: die Schultern, der Nacken, der Rücken, letztlich pflanzt sich das fort bis zu den Füßen hinunter. Es ist also durchaus möglich, dass Rückenschmerzen mit Handbewegungen zu tun haben.

Nimm nur die allgegenwärtigen Bandscheibenprobleme her. Am An-
fang stehen oft gar nicht die Bandscheiben selbst, sondern Muskelverkramp-fungen durch schlechte Be-wegungen. Dadurch können sich die Wirbel nicht mehr richtig bewegen, und erst jetzt werden Scheiben be-schädigt. Die Bandscheiben brauchen nämlich für ihre Ernährung Bewegung. Sie sind nicht an die Blutge-fäße angeschlossen. Jede Bandscheibe ist eine Art Schwamm und holt sich die

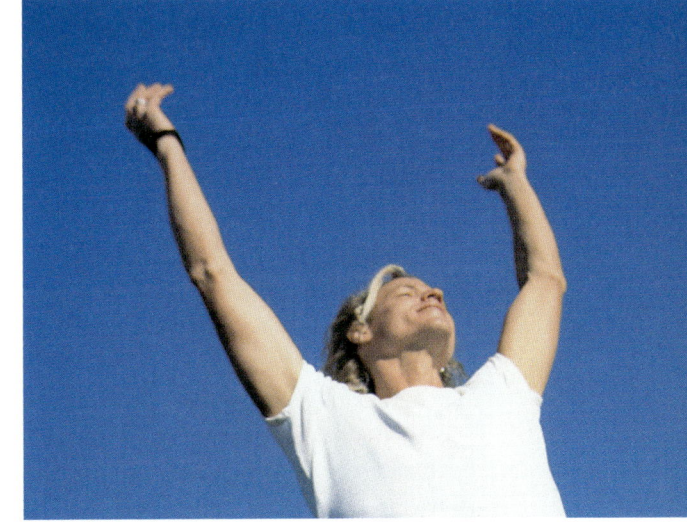

Nährstoffe durch Bewegung. Alles, was im Körper beweglich ist, will bewegt, nicht aber gehalten werden. Sonst degeneriert es."

Rudi: „Vielleicht beim schweren Arbeiten im Garten. Aber doch nicht we-gen dem bisschen Wasserglas!?"

Wim: „Wenn du das Glas immer so in die Hand nimmst, dass dein Rücken überflüssigerweise verspannt, wenn du das also über die Jahre viele tausend Mal und noch öfter machst, dann ist das kein bisschen Wasserglas mehr, sondern ein ganzer Wasserfall."

Rudi: „Warum verspanne ich meinen Rücken, wenn ich ein Glas so hebe, wie du es ungünstig nennst?"

Wim: „Weil du so einen ganz schlechten Armhebel hast, und damit dieser möglich ist, muss der Rücken einen Ausgleich schaffen, indem er seine Muskeln anspannt und dagegenhält. Und leider neigt der Rücken dann halt nach einiger Zeit zum Verspannen."

Rudi: „Und was kann ich über das blöde Wasserglas hinaus daraus ler-nen?"

Wim: „Dass du alles möglichst körpernah heben sollst. Das ist ein ganz wichtiger Grundsatz: körpernah heben. Und das wiederum ist nichts anderes als die Konkretisierung einer der wichtigsten Botschaften von Feldenkrais und auch dieses Buches, das ja auf Feldenkrais aufbaut, nämlich: Bewege deinen Körper nicht schwer, sondern leicht. Bewege ihn so, dass du mit möglichst wenig Krafteinsatz eine maximale Wirkung erreichst. Dafür ist der Körper gebaut. Und wenn du das tust, wird er dir weniger Beschwerden machen. Es geht dabei um dein möglichst lebenslanges Wohlbefinden."

Rudi: „Vielleicht nicht beim Wassertrinken. Beim Sport, bei verschiedenen Freizeitbeschäftigungen wollen viele Menschen aber Spannung spüren, das gibt ihnen das Gefühl, etwas geleistet zu haben. Wenn sich jemand nicht ordentlich schindet, hat er nichts geleistet, heißt es."

Wim: „Das ist leider wahr. In anderen Kulturen ist das übrigens nicht so verbreitet. Ich denke zum Beispiel an die Leichtigkeit, mit der sich Afrikaner bewegen."

Rudi: „Dazu fällt mir noch etwas ein. Vor ein paar Jahren konnte ich eines Morgens den rechten Arm kaum mehr hochheben. Sehr unangenehm

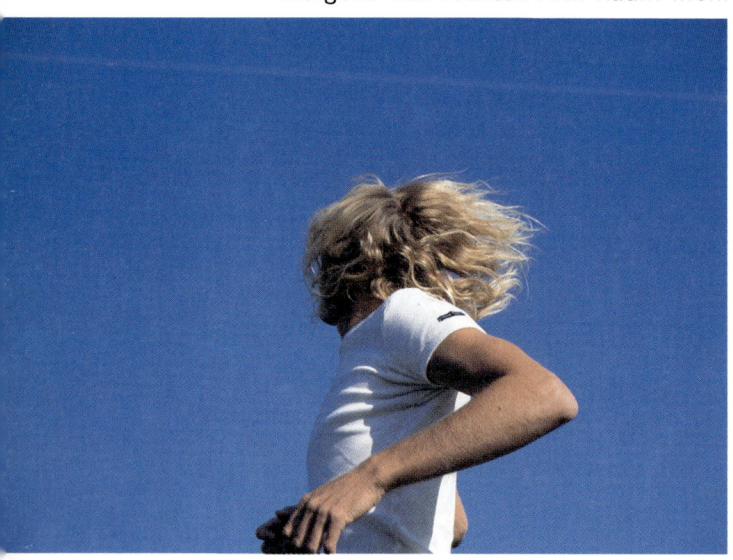

in vielen Alltagssituationen. Nach zwei Tagen ging ich zu einem renommierten Wiener Orthopäden. Er gab mir eine Spritze irgendwo in den Nacken, ich zahlte an die hundert Euro, der Schmerz war weg und ich glücklich. Zwei Tage später war er wieder da. Noch einmal Orthopäde, Infiltration, hundert Euro, aber schon viel weniger Glaube – Fortsetzung wie oben. Weißt du, was mir dann geholfen hat?"

Wim: „Sag's schon."

Rudi: „Der Herr Doktor gab mir beim zweiten Mal auch eine Gratisbroschüre über Nackengymnastik mit. Das hat mir dann geholfen."

Wim: „Das ist ein nettes Beispiel. Es zeigt, dass gute Lösungen sehr oft nicht mit Spritzen oder Tabletten zu erreichen sind. Hättest du dich aber dein ganzes Leben lang intelligent bewegt, dann würdest du weder die Spritzen noch die Gymnastik gebraucht haben. Mit Feldenkrais hat deine Geschichte daher genau genommen wenig zu tun. Aber du weißt ja, es ist nie zu spät."

Rudi: „Du hast Recht, also sollten wir zuerst einmal darauf eingehen, was Feldenkrais eigentlich ist."

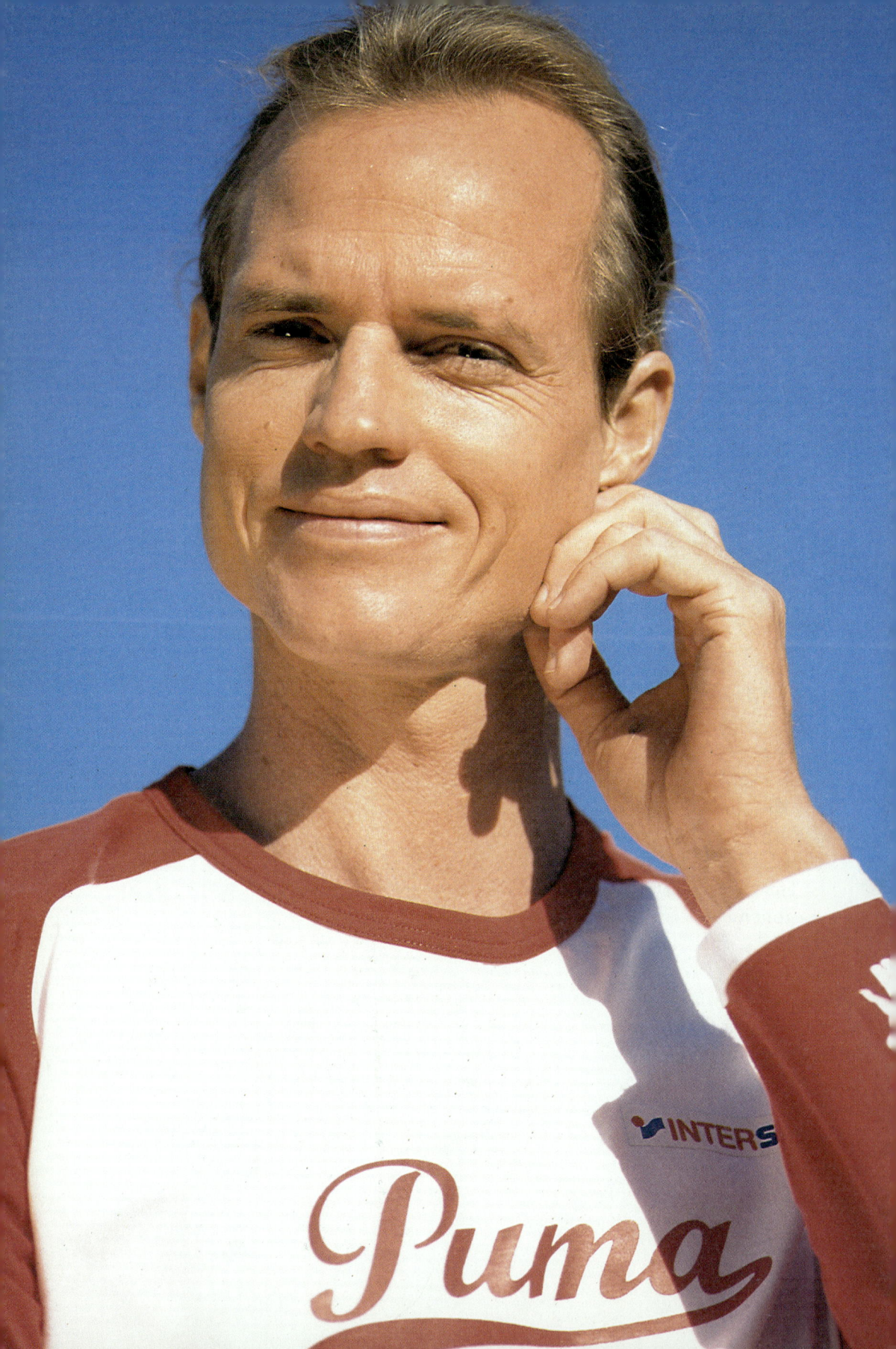

Felden – WAS???

„Lernen ist Erfahrung. Alles andere ist einfach nur Information."
(Albert Einstein, Physiker und Nobelpreisträger im 20. Jahrhundert)

Feldenkrais oder Feldenkreis?

Vielleicht sogar mit ‚V', wie einmal ein Mann aus dem schönen Velden am Wörthersee vermutete, der bei Wim konspirativ anrief mit dem Ansinnen, sich diesem geheimnisvollen ‚Veldenkreis' anschließen zu wollen. Nichts von alledem natürlich. Feldenkrais ist ein Eigenname. Heute steht das Wort vor allem für eine Methode, seinen Körper in Bewegung besser kennen und verstehen zu lernen. Kennen lernen nicht auf dem Papier, auf schönen Schautafeln etwa, die man dann gleich wieder vergisst, sondern in Aktion und unter Anleitung eines Feldenkraislehrers. Eine sehr wirksame Lernmethode, die den Menschen befähigt, durch das bewusste Wahrnehmen der eigenen Bewegungen sein Bewegungsleben zu aktivieren und zu verbessern. Die Methode ist nach dem Mann benannt, der sie entwickelt hat: Moshé Feldenkrais.

Für wen soll das gut sein?

Eigentlich für jeden. Wer sich gut bewegt, der lebt besser. Er hat mehr Bewegungsfreude und weniger Bewegungsschmerzen. Viele Schmerzen unserer Muskeln oder Gelenke sind darauf zurückzuführen, dass wir uns unökonomisch bewegen und dadurch unseren Körper zu sehr belasten. Das heißt, die aufgewendete Energie wird nur teilweise in Bewegung umgesetzt. Dies führt dazu, dass Steifheit aufgebaut wird, dass es zu Schmerzen kommt und dass viele einfache Bewegungsmuster, etwa die Fähigkeit, auf dem Boden sitzen oder in der Hocke bleiben zu können, überhaupt verloren gehen. Ob du den weit verbreiteten chronischen Bewegungsschmerzen vorbeugen willst oder ob du sie schon hast, mit Feldenkrais kannst du lernen, wie du etwas dagegen tun kannst. Am besten funktioniert das mit einem Feldenkraislehrer im Gruppenunterricht oder in Einzelstunden. Wer damit umgehen kann, kommt aber auch allein weiter. Dieses Buch will dir Feldenkrais näher bringen und dir helfen, die ersten Schritte auf dem Feld dieser Lehre zu machen.

MIT DEM KÖRPER LERNEN

Der Mensch ist ein Lernsystem

Im Gegensatz zu den Tieren ist er nicht nur instinktgesteuert, sondern auch frei, sich in die verschiedensten Richtungen zu entwickeln. In seinem Gehirn ist viel weniger vorherbestimmt als bei Tieren. Stattdessen hat er mehr freien Speicherplatz, den er durch Lernen selbst programmieren muss. Das gilt auch für seine Bewegungen. Der Mensch ist das einzige Lebewesen, das jahrelang lernen muss, sich zu bewegen. Ein Fohlen steht gleich nach der Geburt auf und unternimmt die ersten staksigen Schritte. Der Mensch braucht dazu ein Jahr, und er verbringt weitere Jahre damit, allmählich zu begreifen, wie er seinen Körper und alle seine Körperteile bewegen kann. Ohne dieses lange Lernen könnten wir buchstäblich nichts tun, nicht einmal im Liegen Daumen lutschen.

Aber der lernende Mensch ist genügsam

Die meisten von uns hören mit dem Bewegungslernen auf, wenn sie das Gefühl haben, genug zu können, um sich im Alltag zurechtzufinden. Wir verlieren dann die Bewegungsneugierde, die Kinder auszeichnet, und nehmen unsere Bewegungsgefühle immer weniger wahr. Wir sind zufrieden mit dem, was wir erreicht haben, hören auf, die Bewegungen zu verfeinern und unser Körperbewusstsein zu vertiefen. So werden wir allmählich zu eher mäßig funktionierenden Automaten, die nur einen kleinen Teil ihrer Bewegungsmöglichkeiten nutzen und die das, was sie tun, häufig schlecht, also mit viel zu viel Aufwand und einseitig, angehen. Dadurch verkümmern manche Teile, andere werden ständig überanstrengt. Bewegen könnte Lust sein, es wird aber langsam zur Last, und im Laufe der Zeit stellen sich immer mehr Beschwerden ein. Beschwerden, die wir oft lange Zeit gar nicht wahrnehmen, bis es zu viel wird.

Doch der Schmerz verschreibt uns Nachhilfestunden

Er zwingt uns irgendwann einmal ein Verhalten auf, das wir jahrelang verdrängt hatten, nämlich innezuhalten und uns mit unserem Bewegungskörper zu beschäftigen. Im schlechtesten Fall verschreiben wir diesem Tabletten oder Spritzen, wir doktern also an den Symptomen herum. Schon etwas gescheiter ist es, zu versuchen, die Muskeln und alles, was dazugehört, durch Übungen zu kräftigen, gelenkiger und ausdauernder zu machen. Selten kommen wir auf die Idee, dass der Grund für unsere Probleme schlicht und einfach im Wie unserer Bewegungen liegen könnte. Dass die beste Gegenstrategie eigentlich nicht Kräftigungsübungen sind, die letztlich auf die Methode ‚Mit dem Kopf durch die Wand' hinauslaufen, und schon gar nicht medizinische Symptomkuren, sondern ein Zurück auf die Bewegungsschulbank. Hier setzt Feldenkrais an.

MOSHÉ FELDENKRAIS

Vom Bürger zum Weltbürger

Moshé Feldenkrais ist der Begründer dieser Methode, ein israelischer Physiker, 1904 in der Ukraine geboren, 1984 in Paris gestorben. Feldenkrais führte ein bewegtes Leben, er war viel unterwegs, vor allem in Europa, später auch in Amerika. Seine Methode des dynamischen Körperlernens durch Selbsterfahrung wird heute auf der ganzen Welt geschätzt. Der internationale Durchbruch gelang ihm, als er in den fünfziger Jahren des vergangenen Jahrhunderts den damals weltbekannten israelischen Ministerpräsidenten Ben Gurion und den Musiker Yehudi Menuhin erfolgreich behandelte.

Das berühmte Feldenkraisknie

Moshé Feldenkrais fand seinen Weg durch eine mehrfache Knieverletzung, die er sich beim Sport zugezogen hatte. Statt sich mit ungewissem Ausgang, wie ihm die Ärzte selbst sagten, operieren zu lassen, suchte er mit der Intelligenz des Physikers und der Leidenschaft eines außergewöhnlichen Menschen auf dem Wege vieler kleiner Bewegungsexperimente nach Möglichkeiten, sein Knie auf eine neue Art und Weise zu gebrauchen. Und tatsächlich konnte er es nach einem Umlernprozess nach einiger Zeit wieder problemlos einsetzen. Er hatte entdeckt, wie viel vergessenes und nie entwickeltes Bewegungswissen in seinem Körper steckte und dass es möglich ist, dieses aufzuspüren und dem vorhandenen Bewegungsprogramm hinzuzufügen. Daraus baute er im Laufe von Jahren seine Methode des Körperlernens auf.

Lustvolle Selbstentdeckung

Feldenkrais wird heute vor allem in Seminaren vermittelt. Gewöhnlich liegen die Teilnehmer auf dem Boden und erforschen unter der Anleitung eines Feldenkraislehrers ihren bewegten Körper. Im Kopf tief verwurzelte Bewegungsgewohnheiten werden dabei infrage gestellt, neue und bessere Lösungen gesucht und gefunden. Diese werden aber nicht vom Seminarleiter vorgegeben, sondern mit seiner Hilfe selbst entdeckt, nicht zuletzt deshalb, weil jeder Mensch seine eigenen Lösungen finden muss. Jeder ist nämlich anders, ganz besonders auch im Kopf. Und der Kopf ist für unsere Bewegungen mindestens genauso wichtig wie die Muskeln und Knochen. Der Seminarleiter ist im Grunde also kein Lehrer, sondern ein Lernmoderator.

Einparken: Ein Test

Natürlich nicht wirklich, es geht nur darum, wie verschieden man nach hinten schauen kann. Mit oder ohne Einparken. Also: Setz dich auf einen Stuhl.

   ⟶   Schau jetzt nach rechts hinten. Dann schau wieder nach vorn.
   ⟶   Halte jetzt die linke Hand einen halben Meter vor deine Augen, schau die Hand an, und dreh dich wieder nach rechts hinten.

Wie unterscheiden sich die beiden Bewegungen?
Beim ersten Mal hat sich wahrscheinlich nur deine Halswirbelsäule gedreht. Beim zweiten Mal hat sich der Hals nicht gedreht – er konnte in dieser Stellung gar nicht –, dafür aber die Wirbelsäule viel weiter unten. Du musst deine Rippen gespürt haben, und vielleicht hast du körperintelligent sogar dein Becken mitgedreht. Jetzt stell dir vor, wie weit du nach hinten sehen kannst, wenn du alle Drehebenen kombinierst, wenn du also den Hals und den Oberkörper drehst und vor allem, weil das am günstigsten ist, auch noch das Becken, indem du den linken Sitzknochen

hebst und das Becken ein Stück über den rechten Sitzknochen drehst. So wäre das Einparken künftig ein Kinderspiel.

Was aber ist über das Einparken hinaus aus diesem Beispiel zu lernen? Ein ganz wichtiger Grundsatz, nämlich jede Bewegungsarbeit möglichst auf den ganzen Körper zu verteilen.

FRAGEN AN FELDENKRAIS

Ist Feldenkrais eine Art Gymnastik?

Auch wenn es im Seminar auf den ersten Blick so aussieht: Feldenkrais ist keine Gymnastik. Ausgangsüberlegung bei jeder Gymnastik ist die Annahme, dass man zu schwache Muskeln hat und diese daher kräftigen muss. Der Körper wird als etwas angesehen, das bearbeitet, umgeformt, gestärkt werden muss. Gymnastik will so die eingelernte Arbeit der Muskeln verbessern, deren Bewegungen aber nicht verändern. Sie fragt daher weniger danach, ob die Muskeln vielleicht anders oder ob überhaupt andere Muskeln für dasselbe Ziel bewegt werden sollten. Das jedoch ist der Ansatz von Feldenkrais. Diese Methode geht von der Idee aus, dass Veränderungen leicht möglich sind, wenn die neuen Bewegungen angenehmer sind als die alten. Nur dann sind sie besser, also ökonomischer, schonender.

Was heißt Körperintelligenz?

Körperintelligent ist jemand, der sich, ohne viel nachzudenken, optimal bewegt. Also sich so bewegt, dass die Belastung nicht einen Körperteil überlastet, sondern sich möglichst auf den ganzen Körper verteilt. So, wie es in unserem Körperbauplan angelegt ist.

Ein typisches Beispiel für mangelnde Körperintelligenz ist die Art und Weise, wie viele Menschen mit ihrer Taille umgehen. Sie glauben, ihr Oberkörper drehe sich am besten um die Taille, und so bewegen sie sich dann auch, wenn sie sich etwa im Stehen oder Sitzen umdrehen wollen. Unglücklicherweise sind aber die Muskeln der Taille, des unteren Rückens, für solche Bewegungen nicht angelegt. Hingegen ist das Becken, genauer: sind die Hüftgelenke so konstruiert, dass sie dem Oberkörper diese Bewegung sehr leicht ermöglichen.

Was unterscheidet Feldenkrais von Meditation?

Man könnte Feldenkrais durchaus als eine Art westliche Meditation verstehen. Kein Import aus Asien, sondern eine Methode, die aus unserer abendländischen Kultur der Vernunft hervorgegangen ist. Durch differenzierte Selbstbeobachtung macht es dieses Körperlernsystem möglich, dass wir uns selbst finden, dass wir wieder mehr zu uns selbst kommen. Und zwar nicht nach irgendeiner Lehre, die von einem Guru stammt, sondern genau so, wie du es selbst brauchst. Durch Feldenkrais wirst du nicht nur sensibler dir selbst gegenüber, sondern in logischer Folge auch gegenüber der Außenwelt. Das hat sehr viel mit Meditation zu tun. Und wer sich mit Feldenkrais beschäftigt, wird bald merken, dass die Methode nicht nur den Körper betrifft, sondern letztlich den ganzen Menschen.

Kann Feldenkrais auch heilen?
Zum Beispiel lädierte Bandscheiben?

Feldenkrais ist nicht dazu da, den Körper zu reparieren. Es ist keine medizinische Behandlung, sondern eine Lehr- und Lernmethode, die Menschen hilft, die Kontrolle über ihr Bewegungsleben zurückzugewinnen. Natürlich kann so auch Menschen geholfen werden, die ein organisches Leiden haben. Wenn ein Feldenkraislehrer zum Beispiel mit einem Arthritispatienten zu tun hat, wird er diese Krankheit zwar nicht aus der Welt schaffen können, doch kann er dem Patienten helfen, neue Bewegungsmuster zu finden und so die Belastung der betroffenen Gelenke zu reduzieren und Schmerzen abzubauen.

Dasselbe gilt für Bandscheibenprobleme. Auch in einem solchen Fall stellt sich die Frage: Wie kann sich der Mensch bewegen, dass sich sein Wohlbefinden steigert? Welche neuen Bewegungen können jene ersetzen, die ihn schmerzen? Diese Methode hilft, dafür Lösungen zu finden und gleichzeitig auch die Furcht vor dem Bewegen zu mindern, weil die neuen Bewegungen nicht schmerzen.

Was Feldenkrais also nicht ist

⋯⋯⟩ Eine Lehre von den richtigen Bewegungen, denn streng genommen gibt es kein Richtig oder Falsch. Es gibt aber ein subjektives Besser oder Schlechter, das ganz auf dich zugeschnitten ist. Feldenkrais hilft dir, mehr von deinem Besseren zu finden.

⋯⋯⟩ Eine Therapie, eine Heilmethode. Feldenkrais kann jedoch Menschen helfen, neue Wege zu finden, um ein Problem, mit dem sie sich herumschlagen, kleiner zu machen oder ganz verschwinden zu lassen. Du heilst dich damit sozusagen selbst.

⋯⋯⟩ Eine Trainingsmethode, Gymnastik oder Ähnliches. Das ist Feldenkrais auch nicht. Du kannst aber die Erkenntnisse, die du durch Feldenkrais gewinnst, auf deinen Sport oder deine Alltagsbewegung anwenden. GENTLE RUNNING ist so entstanden.

Und was Feldenkrais ist

⋯⋯⟩ Ein Lehr- und Lernsystem zur körperlichen Selbstfindung: die Einführung in ein ganz persönliches Lernumfeld, in dem du nach der Methode ,Versuch und Irrtum' deine eigenen, für dich richtigen Lösungen finden kannst; moderiert und unterstützt zwar vom Feldenkraislehrer, der natürlich auch seine Erfahrungen einbringt, letztlich aber in Selbstverantwortung. Wobei vordergründig der Körper und seine Bewegungen angesprochen werden, gemeint ist aber das ganze Leben.

⋯⋯⟩ Im Grunde ist das die gleiche Aufgabenstellung, als würde jemand, der sich lange Zeit fehlernährt hat, seine Ernährung umstellen. Er könnte nun irgendwelchen Diätaposteln nachlaufen und dabei Misserfolge und Lustlosigkeit ernten; das wäre das Gegenteil von Feldenkrais. Oder er kann sich mit seiner Ernährung beschäftigen, seine Schmecksensibilität wieder entdecken, ebenso sein wahres Hungergefühl, und sich so durch Versuch und Irrtum langsam an sein persönliches Ernährungsoptimum herantasten. Durchaus mit Hilfe von Ratgebern, aber letztlich muss er seinen Weg selbst finden. Was er finden würde, wäre keine auf die Dauer nutzlose Diät, sondern neue Essgewohnheiten. Dieser Mensch würde dann mit mehr Genuss bei Tisch sitzen und sich insgesamt wohler fühlen.

Jein

Nach all dem, was wir oben geschrieben haben, wird uns diese Frage zu Recht gestellt. Und wir erweitern sie noch: Kann man für jemanden, der in Feldenkrais nicht nur hineinschnuppern, sondern es auch ganz persönlich umsetzen will, überhaupt ein taugliches Buch schreiben? Wir glauben, das geht nicht wirklich. Oder höchstens für Leute, die schon in mehreren Seminaren waren und die Methode daher am eigenen Leib erfahren haben. Feldenkrais ist nämlich am besten in einer Wechselbeziehung zwischen dem Feldenkraislehrer und dem Seminarteilnehmer vermittelbar. Mit dem Buch in der Hand ist es sehr schwierig, seinen bewegten Körper spüren zu lernen.

GENTLE MOVING ist ein Buch *nach* Feldenkrais

Das passt. Schon bei GENTLE RUNNING war Feldenkrais nur die Basis. Bei GENTLE MOVING gehen wir zwar weiter in Feldenkrais hinein, aber ein Feldenkrais-Übungsbuch wollen wir dir nicht zumuten, weil wir dessen Nutzwert nur gering veranschlagen. Dieses Buch will dich in die Welt von Feldenkrais einführen, was die Idee betrifft. Und es bietet dir Grundübungen an, dreiunddreißig Große und Kleine Spürer, damit du die Idee am eigenen Leib fühlen kannst. Und mit den einhundertelf Großen und Kleinen Helfern wollen wir dir einen Mehrwert bieten, der zwar auf Feldenkrais beruht, zugleich aber darüber hinausführt: Wissen und Erfahrung, Ideen und Hilfen, Tipps und Tricks, die dein Leben leichter machen können.
Und dabei wollen wir durchaus auch sagen, was wir für besser und schlechter oder gar für richtig und falsch halten, was nach Feldenkrais ja problematisch ist. Wir sagen zu Recht problematisch, nur ist ein Buch eben eine andere Art der Vermittlung als ein Seminar.

Die Feldenkrais-Gilde

Um das Feldenkraisvermächtnis kümmert sich heute die weltweit tätige Feldenkrais-Gilde, die Berufsvereinigung der Feldenkraislehrer. Die Zentrale ist in den USA, in vielen Ländern gibt es nationale Gilden, so auch in Österreich, Deutschland und der Schweiz. Von ihnen ist zu erfahren, wo es Ansprechpartner gibt, wenn man sich noch mehr auf das Abenteuer Feldenkrais einlassen will.

Feldenkrais-Gilde Deutschland: Jägerwirtstraße 3, D-81373 München, 089/52 31 01 71, Fax 52 31 01 73, **www.feldenkrais.de, gilde@feldenkrais.de**

Feldenkrais Verband Österreich: Postfach 363, A-1181 Wien, 01/479 25 03, Fax 479 25 03, **www.feldenkrais.at, office@feldenkrais.at**

Schweizerischer Feldenkrais Verband: Rebhalde 33, CH-8645 Jona, 055/214 26 58, Fax 214 26 59, **www.feldenkrais.ch, info@feldenkrais.ch**

Für Freaks auch die amerikanische website: **www.feldenkrais.com**

Und schließlich Wim Luijpers, Gentle Moving Academy, Griechenland, +30 (0)7250/514 01 und Österreich +43 (0)3352/316 69 **www.wim-running.com, office@wim-running.com**

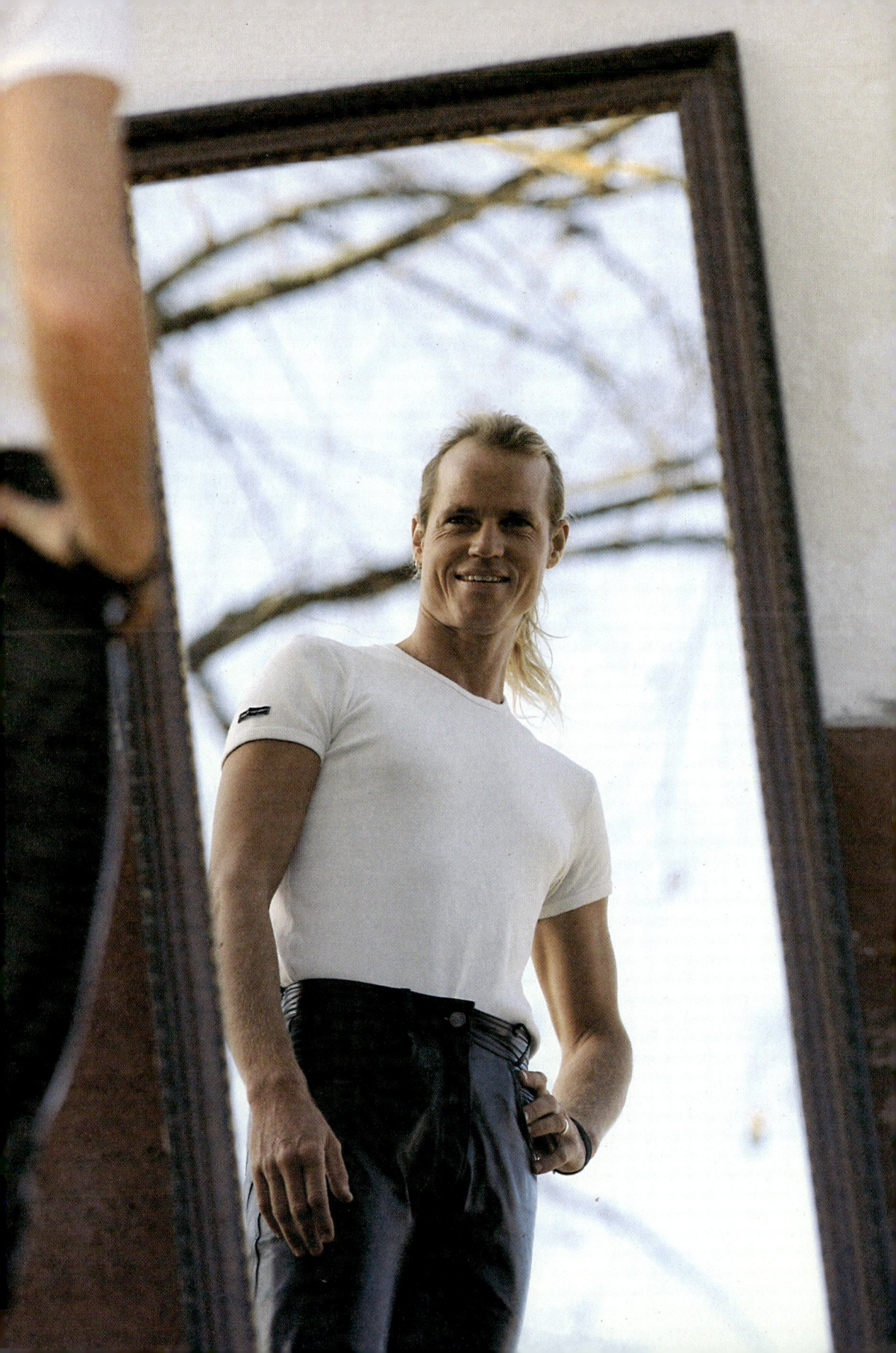

Unser Ich-Bild und seine Gewohnheiten

„Es sind nicht die Dinge selbst, die uns bewegen, sondern die Ansichten, die wir von ihnen haben."
(Epiktet, griechischer Stoiker im 1. Jahrhundert)

Hast du Mutters X-Beine geerbt?

Und Vaters Kreuzschmerzen? Und andere Körperprobleme? So denken viele. Aber ist es wirklich so? Es ist jedenfalls eine bequeme Erklärung: Du bist so, weil du so auf die Welt gekommen bist. Wahr ist aber doch vielmehr, dass du als Kind in deinen ersten Lebensjahren sehr viel Zeit dafür aufgewendet hast, dich richtig bewegen zu lernen. Zuerst ganz autonom, später auch durch Abschauen. Geerbt hast du wohl das wenigste. Du hast dir das meiste selbst zugelegt. Wir erfinden uns nämlich weitgehend selbst und bauen so unser eigenes Ich-Bild auf, also die Vorstellung, die wir von uns selber haben. Die Art, wie wir uns bewegen, ist ein Teil davon. Wenn zehn Katzen in der Dämmerung über die Straße gehen, kannst du die deine am Gang nicht erkennen. Wenn sie normal aufgewachsen sind, gehen sie alle praktisch gleich, nach ererbten Reflexen. Wenn zehn Menschen hintereinander die Straße überqueren, darunter jemand, der dir nahe steht, dann würdest du sofort wissen, welcher das ist. Sein Gang und seine Körperhaltung würden dir das sagen, weil beides individuell eingelernt ist. Weil es irgendwann zur Gewohnheit und zu einem Teil seines Ich-Bilds geworden ist.

Gewohnheiten machen das Leben leicht und schwer

Oft sind die Vorstellungen, die wir als Teil unseres Ich-Bildes abgespeichert haben, weit entfernt von dem, was wir eigentlich könnten. Das gilt auch für unser Bewegungs-Ich-Bild. Bei den meisten Menschen ist es zerlegt in Einzelteile, die voneinander unabhängig funktionieren: Füße, Beine, Hände, Arme, der Kopf und in der Mitte eine große Masse, die das andere irgendwie zusammenhält. Und im Ich-Bild bewegt sich alles um die Masse herum, diese selbst aber kaum. Dennoch müssen ihre Muskeln arbeiten, nämlich festhalten, ohne sich aber wirklich bewegen zu können. Es geht zwar irgendwie, aber es gäbe Besseres, und es wäre mehr Abwechslung möglich. Aber Gewohnheiten sind angenehm, sie machen das Leben ja wirklich leichter, man kann sich auf anderes konzentrieren. Erst wenn der Mensch auf Widerstände stößt, Schmerzen vor allem, befasst er sich neu damit. Das Leben wird durch Gewohnheiten nicht nur leichter, es wird auch schwerer. Sie können eine regelrechte Falle sein, aus der man kaum herauskommt. Ganz besonders gilt das für die vielen Gewohnheiten, die wir nicht aus unseren Bedürfnissen heraus selbst entwickelt, sondern von anderen übernommen haben, ganz gleich ob freiwillig oder unter Druck.

Die stehende Rolltreppe

3

Ein schönes Beispiel dafür, wie sehr uns Gewohnheiten sinnlos im Griff haben können. Du kennst das wahrscheinlich: Du willst eine Rolltreppe benutzen und siehst erst unmittelbar davor, dass sie steht. Was erlebst du bei den ersten Schritten auf der nicht rollenden Rolltreppe? Einen kleinen Körperschock. Ein richtig unangenehmes Gefühl, während du hinauf- oder hinabgehst. Eigentlich seltsam. Obwohl dir die stehende Rolltreppe doch rein physikalisch genau das Gleiche bietet wie jede andere Stiege, bist du irritiert und vielleicht sogar froh, wenn du das Ding wieder verlassen kannst. Wenn dir dein Großhirn nicht sagen würde: es ist alles okay, würdest du dich gar nicht über die Stufen trauen. So tief verankert sind Gewohnheiten in unserem Körper.

Feldenkrais verändert dein Ich-Bild

Hier setzt Feldenkrais an: Gewohnheiten werden infrage gestellt, und Neues wird ausprobiert. Feldenkrais animiert dich, durch Versuch und Irrtum zu lernen und so dein Ich-Bild weiterzuentwickeln. Zuerst einmal, was deinen Körper betrifft, deine Bewegungen. Da setzt Feldenkrais an. Was sich dahinter verbirgt, geht aber über das Bewegungsleben hinaus und in des Lebens volle Breite hinein. Diese Stimulation, immerfort zu lernen, nicht stehen zu bleiben, nach neuen Lösungen zu suchen, kann für alles in deinem Leben gelten. Wobei hier Lernen nicht bedeutet, Lösungen von anderen, vermeintlich Gescheiteren zu übernehmen, sondern eigene Wege zu suchen. Einfach weil die Menschen verschieden sind. Die anderen, auch der Feldenkraislehrer, sind nur Anreger.

Und du wirst dir besser gefallen

Wir beschäftigen uns viel mit unserer Schönheit, Frauen und Männer gleichermaßen, und sie ist wichtig für unser Selbstwertgefühl. Meistens denken wir dabei an einzelne Körperteile, mit denen wir zufrieden oder häufiger: nicht zufrieden sind. Jeder Mensch stellt sich in seinem Ich-Bild Makel an sich selbst vor, im Gesicht, am Bauch, an den Oberschenkeln oder wo auch immer. Wir engen damit unsere Schönheitsvorstellungen genauso auf einzelne Körperteile ein, wie wir das bei der Bewegung tun. Wie eine Statue modellieren wir uns durch, Teil für Teil, in unserer Fantasie und dann aber auch, wenn wir Maßnahmen zur Mängelbehebung ergreifen: von der Kosmetik bis zum Training im Fitnessclub. Obwohl wir doch eigentlich wissen, dass auch Schönheit eine ganzheitliche Sache ist, jedenfalls wenn man sie als Ausstrahlung versteht. Wer sich regelmäßig und ganzkörperlich bewegt, verbessert sein Leben, ändert dadurch seine Ausstrahlung und wird schöner.

Rudolph Moshammer

Das Münchner Original, von Beruf Edelschneider, geschätztes Alter neunundfünfzig, auf die Frage nach seinem Alter: „Ich bin so alt, wie ich mich fühle. Geburtstage wurden in unserer Familie immer ohne Zahl gefeiert, auch wenn es runde waren. Ich finde es furchtbar, wenn sich Menschen in ihr Alter hineinsteigern. Da bekommt jemand einen Geschenkkorb mit einer goldenen Siebzig, und ohne es zu wollen, fühlt er sich dann auch so. Vorgeschriebenes Altsein macht einfach alt. Dabei vergisst man ganz, dass Seele und Gefühle nicht altern. Schönheit und Jugend haben nichts mit dem Alter zu tun, sondern sie kommen von innen. Wer sich gut fühlt, wirkt sympathisch, positiv und somit auch jugendlich."

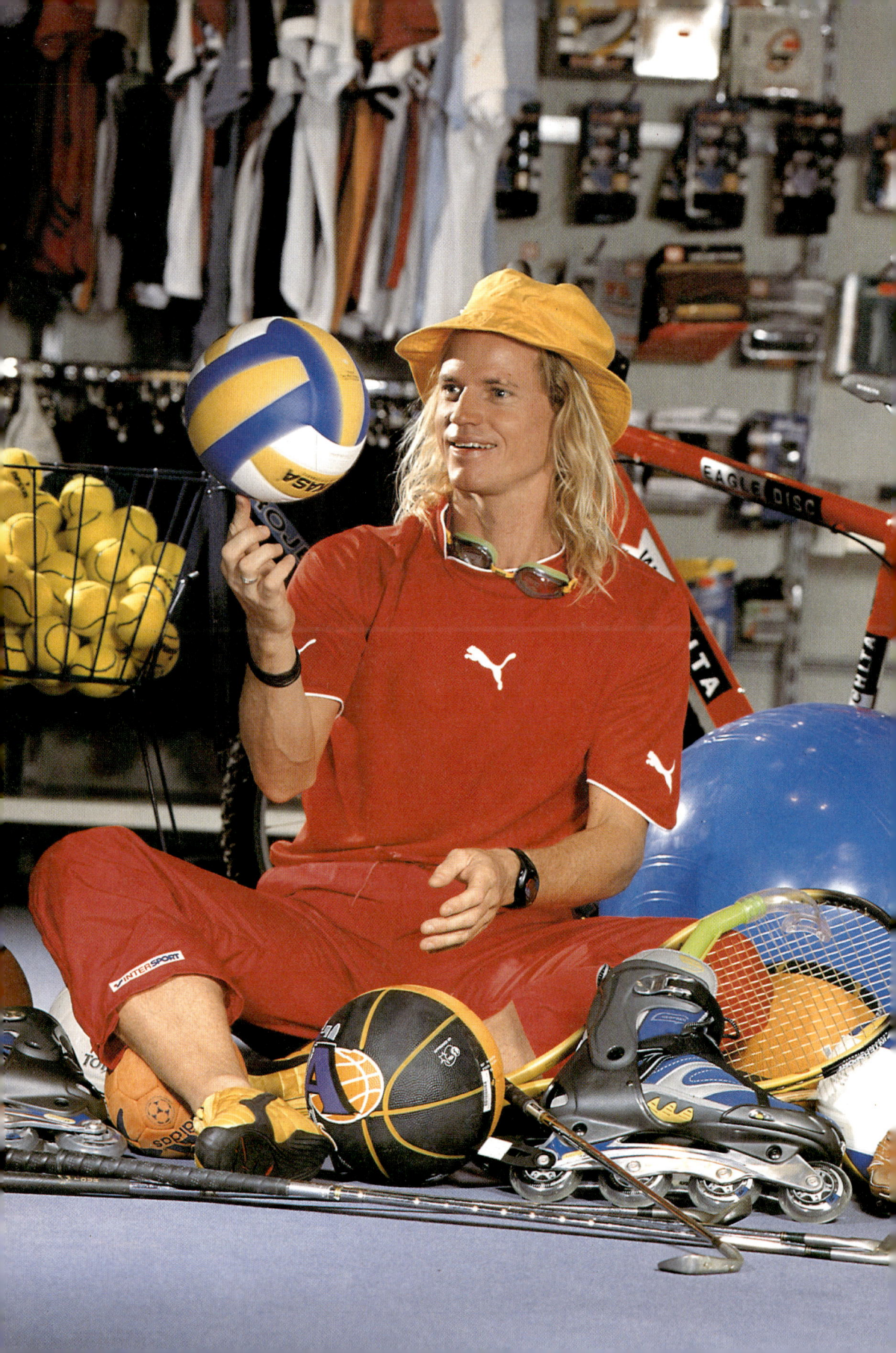

Von den Kindern lernen

„Von Kindern und Narren kannst du die Wahrheit erfahren."
(Alte Volksweisheit aus Österreich)

Kleine Kinder bewegen sich gentle

Weil sie lernen müssen, mit wenig Kraft auszukommen, einfach weil sie
wenig Kraft haben. Daher bewegen sie sich viel mehr als Erwachsene mit
dem ganzen Körper, praktisch mit allen Körperteilen gleichzeitig. Sie setzen den Körper so ein, wie er eigentlich gebaut ist. In den ersten zwei
Jahren kann ein Kind seine Muskeln nur anspannen, wenn es sich
bewegt. Verkrampfungen sind so unmöglich. Wenn das Kind größer und
kräftiger wird, nimmt seine Sensibilität für neue Bewegungen ab. Es wird
langsam zum Erwachsenen, verliert die Bewegungsneugierde, setzt mehr
Muskelkraft ein und hält an gewohnten Bewegungsmustern fest, auch
wenn diese ungünstig sind. Und je mehr Kraft ein Erwachsener hat, desto
weniger bewegungssensibel wird er im Allgemeinen sein.

Warum verschwindet die Bewegungssensibilität später?

Weil sie den Kindern nach und nach ausgetrieben wird. Die Gesellschaft
begreift Kinder, die in Bewegung sind, als chaotisch, als Störung, was
auch irgendwie verständlich ist. Man braucht sich bloß vorzustellen, wie
es zuginge, wenn auch alle Erwachsenen so herumrennen würden wie
die Kinder. Daher werden Kinder, wenn sie einmal gehen können, auch
nicht mehr für die Bewegung gelobt, sondern fürs Ruhegeben, das oft
mit Bravsein gleichgesetzt wird: Wer still sitzt, ist gut erzogen. Letztlich
geht es wohl darum, dass die Erziehung die Menschen zur Anpassung
zwingen will. Doch je beweglicher jemand körperlich ist, desto beweglicher ist er auch im Geist, und desto weniger wird er sich allerdings auch
anpassen oder gar unterordnen wollen. Das passt zu Feldenkrais: Das
ultimative Ziel dieser Methode ist ja nicht der bewegliche Körper, sondern der bewegliche Geist.

Werdet wie die Kinder

Der Sinn von Feldenkrais ist die körperliche Wiedersensibilisierung, die Wiedererweckung der menschlichen Bewegungsneugierde, also letztlich wieder wie die Kinder zu werden. Oder genauer gesagt: von der Art und Weise, wie Kinder sich bewegen zu lernen. Uns das Wissen, das wir als Kinder schon hatten, wieder bewusst und damit abrufbar zu machen. Für den ganz gewöhnlichen Alltag. Aber ebenso für Höchstleistungen im

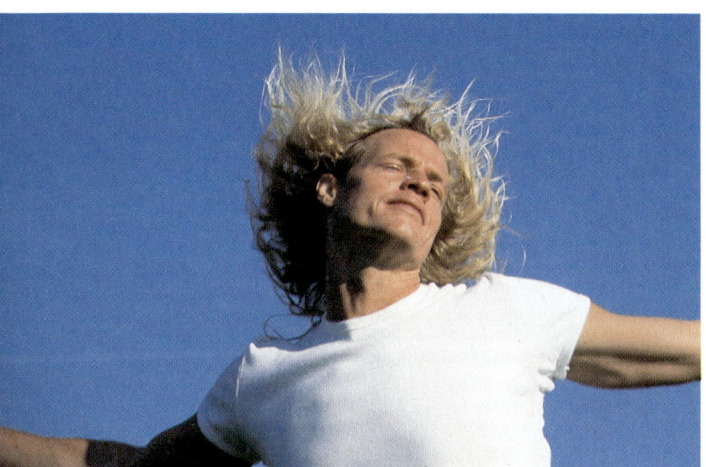

Sport: Ohne Sensibilität für die kleinen Bewegungsunterschiede stößt ein Sportler viel früher an seine Grenzen. Und es ist wohl kein Zufall, dass sich auch die moderne Sportpädagogik in diese Richtung bewegt: weniger Nachmachen und sich mit anderen Vergleichen. Mehr eigene Lösungen suchen und diese an sich selbst vergleichen. Im Schikurs zum Beispiel.

Von Kindern Bewegungsmotivation lernen

Um sich irgendwohin zu bewegen, braucht ein Kind ein Ziel, zum Beispiel die Arme der Mutter. Oder die Spielsachen. Damit sind uns Kinder gute Vorbilder: Auch wir bewegen uns besser und lieber, wenn wir uns Ziele stecken. Nicht nur beim Wandern oder beim Laufen, nein, auch bei den ganz kleinen Bewegungen im Haus oder sogar auf dem Drehsessel am Schreibtisch sitzend. Wenn man sich dem Ziel bewusst zuwendet, vor allem auch mental, dann erreichen wir es leichter und lockerer, mit einem besseren Bewegungsablauf. Das innere Wollen und die Augen vorausgehen lassen, dann folgt der Körper von selbst nach.

Von Kindern Gehen und Laufen lernen

Wenn ein Kind anfängt, sich aufzurichten, streckt es den Oberkörper nach vorn und das Becken nach hinten, weil es so, auf der Schwerkraft balancierend, mit wenig Kraft aufstehen kann. Noch kann es nicht stehen, es wackelt hin und her, und es würde wieder umfallen, wenn es sich nicht irgendwohin bewegte. Dabei legt es sich nach vorn, weil es sonst nach hinten auf den Boden plumpsen würde und weil es bei einer Bewegung in Vorlage wenig Muskelkraft braucht. Und es hebt seine Hände, damit der Schwerpunkt nach oben geht und es ins Gehen oder Laufen hineinfallen kann. Mit der Rückenlage vieler Erwachsener könnte ein Kind sich nicht vorwärts bewegen, es würde umfallen.

Was wir hier beschreiben, ist nichts anderes als die ideale Geh- und Laufbewegung: mit Vorlage. Die Kinder zeigen uns, wie es am leichtesten geht.

Von Kindern Sitzen lernen

Anders als die meisten Erwachsenen sitzt ein Kind ohne besondere Anspannung der Rückenmuskeln. Jedes kindliche Gelenk sitzt so auf dem nächsten, dass der Körper vom Skelett getragen wird. Und dafür ist das Skelett ja da, die Aufgabe der Muskeln ist die Bewegung, nicht das Halten. Dadurch kann sich das Kind ohne besonderen Kraftaufwand im Sitzen umdrehen, vorbeugen oder aufstehen. Aber der kindliche Körper ist auch im Sitzen ständig in Bewegung, mit wenig Muskeleinsatz wird er dauernd ausbalanciert. Die Muskeln halten das Kind nicht, sie stupsen es sozusagen nur.

Was lernen wir daraus für das Sitzen? Auch beim Sitzen sollten wir ständig in Bewegung bleiben. Still sitzen ist körperunintelligent.

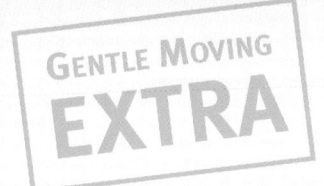

Wims persönliches Feldenkraisen

Wim: „Wichtiger als meine Ausbildung zum Feldenkraislehrer vor mehr als zehn Jahren ist wahrscheinlich, dass ich in einer Art Feldenkraisfamilie aufgewachsen bin. Mein Vater war Feldenkraislehrer, und wir haben die Lebensphilosophie, die dahinter steckt, zu Hause gelebt. Meine Schwester und ich wurden nie zu etwas gezwungen. Wir wurden immer ermuntert, unsere eigenen Wege zu finden."

Rudi: „Aber wenn ein Kind völlig sich selbst überlassen ist, das kann doch auch nicht gut gehen."

Wim: „Nein, so war es natürlich nicht. Meine Eltern haben mich zwar ständig ermuntert, Neues zu suchen und meine eigenen Wege zu finden, aber sie haben das mit Liebe getan. Sie haben schon darauf geachtet, was meine Schwester und ich machen, und manchmal haben sie auch Zeichen gesetzt, aber ohne Zwang. Einmal hat meine Schwester unter dem Einfluss eines neuen Freundes eine Zigarette geraucht. Meine Mutter hat nichts gesagt. Sie hat nur die noch fast volle Zigarettenpackung an sich genommen, und am Abend ist sie mit meiner Schwester und mir in deren Mädchenzimmer gegangen, wo wir die ganze Schachtel dann zu dritt leer gepafft haben. Ein großes Opfer für meine Mutter, die Nichtraucherin war. War das ein Qualm! In einem Schlafzimmer! Von dem Tag an hat meine Schwester keine Zigarette mehr angerührt."

Rudi: „Aha, Lernen durch Übertreibung!?"

Wim: „So war es, ein typisches Feldenkraisprinzip. Durch die Übertreibung spürt man, wie sich etwas anfühlt, ob ich es wirklich will oder nicht, und zwar durch eigene Erfahrung. Nicht durch fremde Informationen, und schon gar nicht durch Gebote oder Verbote."

Rudi: „Du bist dreiunddreißig und hast dich dein Leben lang mit Bewegung beschäftigt. Was siehst du, wenn du in einem Kaffeehaus sitzt und die Leute beobachtest?"

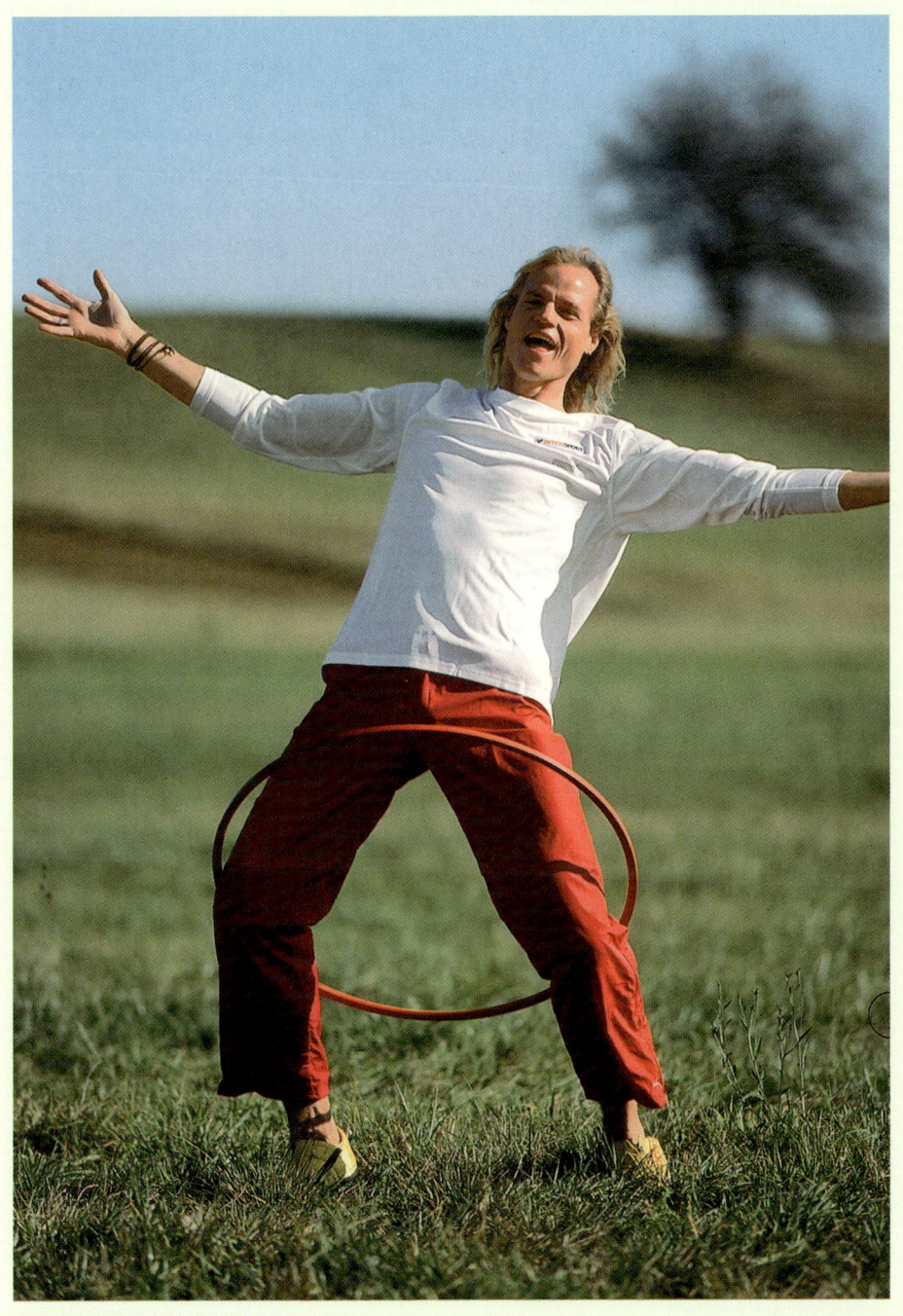

Wim: „Durch dieses Leben für die Bewegung habe ich natürlich ein Gefühl für die kleinsten Unterschiede entwickelt. Ich habe zum Beispiel in meiner Ausbildung und danach die Köpfe von tausenden von Menschen in der Hand gehabt und ihre Bewegungen bis ins feinste Detail mit meinen Händen studiert. Gestern kam bei einem öffentlichen Empfang eine Frau auf mich zu, weil sie etwas von mir wissen wollte, und ich sagte ihr im Anschluss daran, sie habe an der Halswirbelsäule einen Bandscheibenvorfall gehabt. Ganz erstaunt bestätigte sie meine Beobachtung. Ich hatte das einfach daran erkannt, wie sie beim Lachen ihren Hals streckte.

Natürlich sehe ich mir auch in einem Kaffeehaus die Bewegungen der Menschen an. Wie die Kellnerin etwas aufhebt, wie sie dabei die Knie zusammenzieht, wahrscheinlich ihren Rücken überlastet. Durch ihre Bewegungen versuche ich, sie zu erkennen und so ihr eigenes Ich-Bild zu verstehen, das ihr vielleicht gar nicht klar bewusst ist. Ich habe schon erlebt, dass ich durch solche Beobachtungen über jemanden mehr erfahre, als er selbst von sich weiß."

Rudi: „Und was ist mit deinem eigenen Bewegungsleben?"

Wim: „Nun, ich laufe viel. Jeden Tag ein- bis zweimal, zusammen so an die zwei Stunden. Wesentlicher ist aber, dass ich ständig mit meinen Bewegungen spiele und an mir herumprobiere, nicht nur beim Laufen, und dass ich so nach einem weiteren Feldenkraisgrundsatz handle, nämlich durch Ausprobieren neue Wege zu finden. Und noch ein drittes Prinzip: Es kommt nicht darauf an, was du machst, sondern wie du es machst. Ob ich staubsauge, das Auto putze oder eine Wand anstreiche, ich mache das alles gern, weil ich ständig experimentiere und dadurch ebenso ständig lustvolle Aha-Erlebnisse habe. Doch wenn mir jemand zuschaut, funktioniert es meistens nicht mehr. Weil mir dann die Leute gern sagen, so wie ich etwas mache, sei es falsch, und sie könnten mir zeigen, was die einzig richtige Lösung sei. Die kenne ich natürlich auch, aber ich suche ja eine bessere."

Rudi: „Das war ein vierter Feldenkrais: Das Bessere suchen."

Wim: „Ja, aber das Wichtigste ist wohl, was ich am Anfang gesagt habe: Jeder soll seinen Weg selbst finden, durch Versuch und Irrtum. Das gilt für das Leben schlechthin und daher auch für das Bewegungsleben, das Thema dieses Buches. Und wenn wir als Buchautoren immer wieder davon abweichen, wenn wir also Tipps geben, die auf unsere eigenen Erfahrungen oder auf die Erfahrungen anderer zurückgehen, so ist das nur als Anregung gedacht. Wie soll man ein Buch sonst schreiben? Ich meine damit vor allem die Großen und Kleinen Helfer, sie kommen ja erst noch, und sie sollen niemandem den Mut und die Lust nehmen, für sich selbst, für seine ganz eigenen und unverwechselbaren Bedürfnisse, Besseres zu finden."

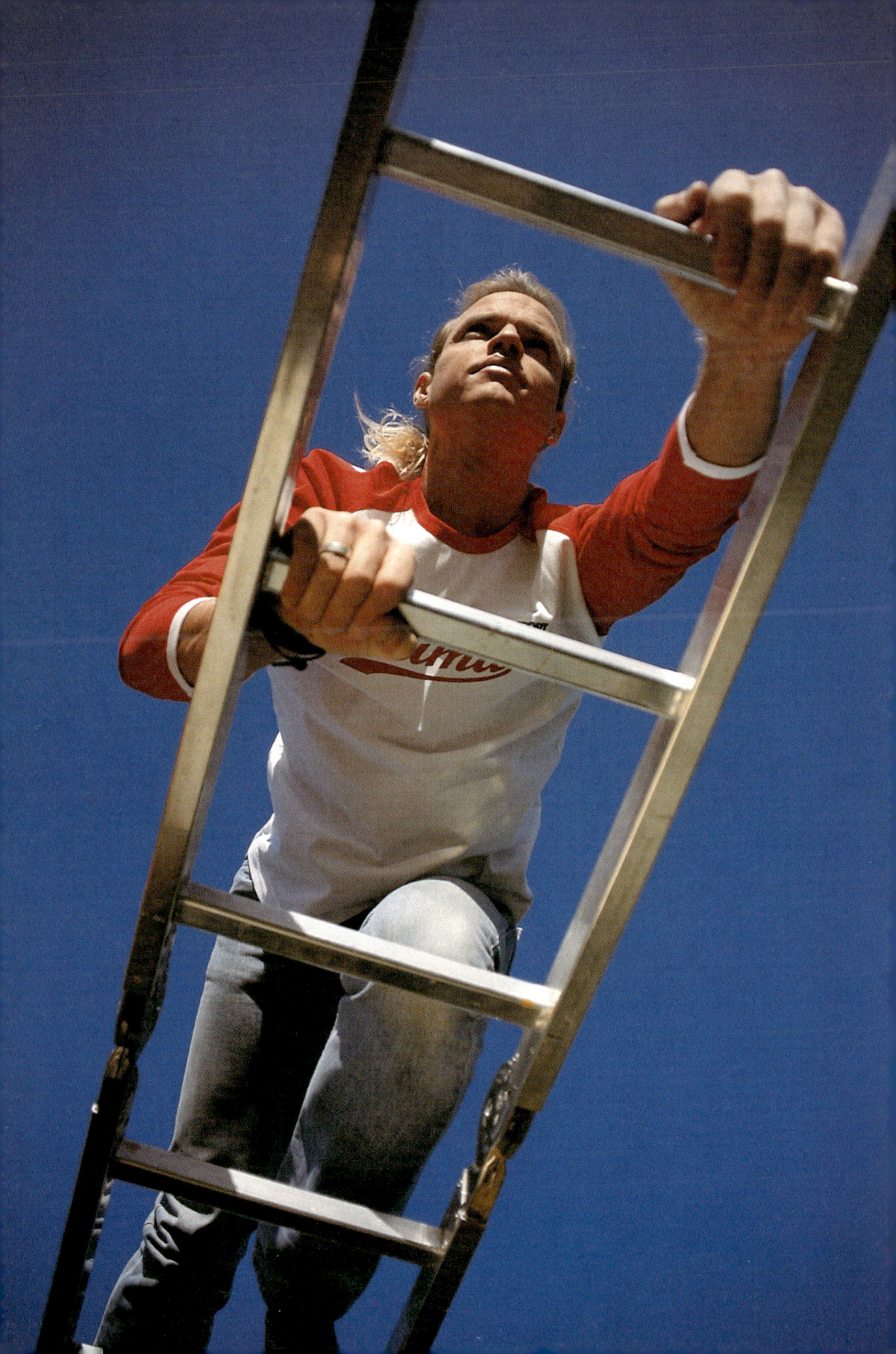

GENTLE MOVING
befreit dich

„Leise, sanft, zahm, mild, freundlich, liebenswürdig, schonend, behut-
sam, sachte, zart."
(Verschiedene Übersetzungen des Wortes ‚gentle')

GENTLE MOVING verbessert dein Leben

⟶ Du erntest Lebenslust: Wenn du dich mit GENTLE MOVING auseinander setzt, wirst du schon in kurzer Zeit entdecken, dass es dir Freude
bereitet. Was leicht geht und dennoch zum Ziel führt, macht Spaß.

⟶ Du hast eine bessere Ausstrahlung: Andere Menschen merken, dass
du dich wohler fühlst, und das mögen sie, sie geben dir etwas
zurück. Muskelverspannungen wirken wie eine Panzerung, eine
Mauer gegen die Außenwelt.

⟶ Wenn du etwas leisten musst, wirst du mit weniger Aufwand mehr
erreichen können; im Sport dich schneller, höher, weiter, länger
bewegen können.

⟶ Es tut deiner Gesundheit gut: Du belastest deinen Körper weniger.
Auch dein psychisches Wohlbefinden profitiert davon.

⟶ Du beugst vor: GENTLE MOVING ist Prävention. Du kannst Schmerzen von vornherein vermeiden. Und wenn du älter wirst, geht es dir
mit Sicherheit besser.

GENTLE MOVING macht den Geist wach

Kreativität, also neue Wege finden, setzt voraus, dass eingefahrene
Geleise verlassen werden. Körper und Geist sind eine Einheit. Wenn du
mit deinem Körper immer wieder Positionen einnimmst, die dir weniger
vertraut sind, wird dein Geist angeregt, das auch zu tun. Also Gefühle zu
fühlen, Gedanken zu denken und Ideen zu haben, die du sonst nicht
gehabt hättest. Diese Aussicht könnte dir gefallen.

GENTLE MOVING spricht Sehnsüchte an

Übersetzungen sind ja immer ein Problem, und wörtliche erst recht. Aber das, was ‚gentle' im Englischen meint, wird in den englisch sprechenden Ländern durchaus mit Feldenkrais verbunden. Wer sich für sein Bewegungsleben mit Feldenkrais auseinander setzt, ist also sich selbst gegenüber absolut gentle. Wir haben das Wort zum ersten Mal für unser Buch GENTLE RUNNING eingesetzt und dabei die Erfahrung gemacht, dass die Menschen intuitiv verstanden, worum es geht. Um das leichte, stressfreie Laufen, dessen Sinn nicht sportliche Leistungen sind, sondern das persönliche Wohlbefinden. Laufen als Schweben, als Befriedigung des menschlichen Urbedürfnisses nach Bewegung. Laufen als Teil des Alltags. Und wir haben erkannt, dass die Menschen das Wort ‚gentle' mögen, weil es eine Sehnsucht anspricht, die viele in sich tragen: nicht bei allem und jedem unter Leistungsdruck zu stehen.

GENTLE MOVING ist Natur und natürlich

Gentle bewegst du dich, wenn du dich natürlich bewegst, so wie es in deiner Natur liegt; wenn dir die Bewegung gut tut und der körperliche Aufwand in einem vernünftigen Verhältnis zu ihr steht. Wenn deine Muskeln also nicht überbelastet oder einseitig bewegt werden. Und wenn du dich von der Vorstellung befreit hast, dass Anstrengung ein Gradmesser dafür ist, wie gut du etwas machst. Es ist fast das Gegenteil wahr. Wenn du dich sehr anstrengst, bewegst du dich meistens nicht gentle. Gewiss bedeutet das nicht, du sollst dir nichts Großes vornehmen. Aber du sollst es gentle angehen. So wie es uns die Natur vormacht. Sie tut viel und Großes, aber mit so wenig Energie wie möglich. Mit wenig Aufwand, will heißen: wenig angestrengt. Die Natur ist gentle.

GENTLE MOVING macht jung?

Macht Tanzen jung? Oder Sport? Oder Laufen? Du wirst versucht sein, sofort mit Ja zu antworten. Wir glauben, dass da was dran ist, dass die Sache aber noch eine Umdrehung komplizierter ist. Wir glauben, Bewegung kann vor allem dann jünger machen, wenn sie kein Ziel hat, wenn es nur um die Freude an der Bewegung geht, wenn sie also selbst das Ziel ist, kurz: wenn es keinen Erfolgsdruck gibt. Dann werden nämlich auch die Widerstände abnehmen. Es wird alles mehr gentle werden, es wird sich auch ein spirituelles Gefühl der inneren Ausgeglichenheit einstellen. Das geht beim Tanzen gut, wenn man es nicht zum Anbandeln einsetzt – das wäre ja ein Ziel mit Erfolgsdruck –, sondern aus Freude am Tanzen dabei ist. Und genauso verhält es sich bei anderen körperlichen Bewegungen: bei sportlichen oder sportähnlichen, beim Wandern oder Laufen. GENTLE RUNNING ist Laufen nur fürs ganzheitliche Wohlbefinden.

GENTLE MOVING als Massenbewegung

Wir haben den Eindruck, dass vor allem bei den jüngeren Menschen ein sportähnliches Freizeitverhalten im Vordringen ist, bei dem es nicht mehr um Leistung geht, sondern um Leichtigkeit. Davon hat vieles mit Gleiten oder Schweben zu tun, wie Skaten, Surfen, Tiefschneefahren, Reiten, lockeres Laufen oder leichtes Radfahren. Alles Bewegungen, die sehr stark nach innen wirken, ohne Konkurrenz oder anderen Druck.

Es ist aber nicht zu übersehen, dass es daneben noch einen zweiten Trend gibt, den Wunsch, Grenzerfahrungen zu machen. Vom Marathon über Bungeejumping bis zum Besteigen höchster Berge irgendwo auf der Welt. Das ist eine sehr gute Entwicklung: Die Menschen sollen Wahlmöglichkeiten haben, und viele sind ohnehin in beiden Welten zu Hause.

GENTLE MOVING for Gentlemen?

Ist ein Gentleman gentle? Wir sind nicht sicher, ob sein Bewegungsleben gentle ist. Das Bild des Gentleman kommt ja doch aus einer Zeit, als man Würde eher mit einer gewissen Steifheit, ja Bewegungslosigkeit verband. Dennoch, nicht alle, aber einige seiner Eigenschaften passen, wenn man sie richtig versteht, durchaus in dieses Buch: Ein Gentleman hat etwas Androgynes, das heißt, er verbindet die positiven Eigenschaften beider Geschlechter. Er ist ausgeglichen, maßvoll, flexibel, sanft, überlegt, elegant, selbstsicher. Er ist nicht arrogant, hektisch, unkontrolliert, einseitig, starr und unbewegt. Wie er sich bewegt, ist aber doch eine andere Frage. Wir wollen sie offen lassen.

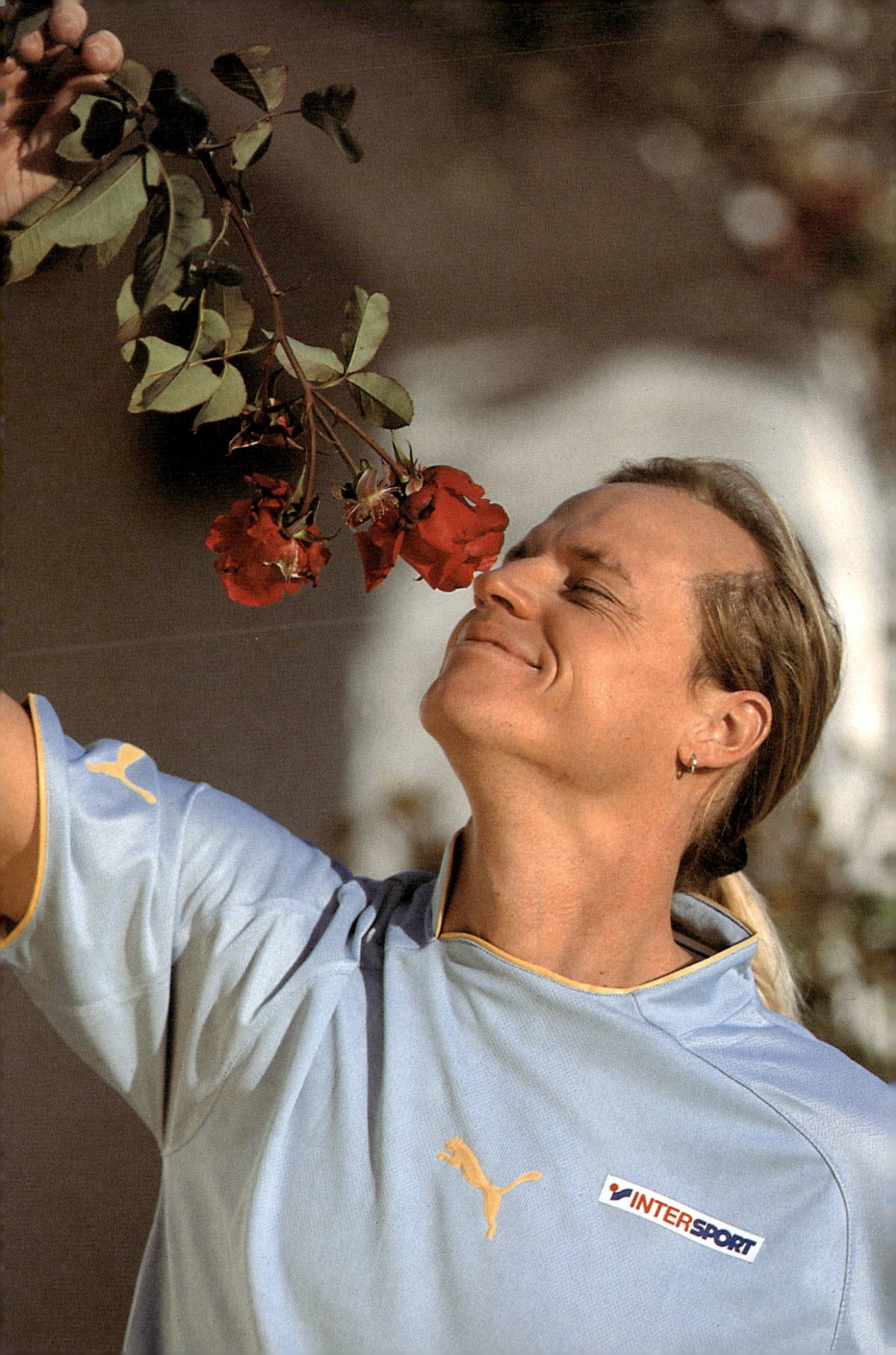

Feldenkrais-Schnupperkurs

*„Solange du nicht weißt, was du tust, kannst du nicht tun,
was du willst."*
(Moshé Feldenkrais)

Zur Erinnerung

Feldenkrais ist eine Lehr- und Lernmethode, bei der es zuerst einmal
darum geht, den Bewegungskörper wieder spüren zu lernen. Also sich
nicht mehr wie ein Automat zu bewegen, sondern eine neue Sensibilität
aufzubauen und aus dieser Sensibilität heraus die Bewegungen zu verbessern. Was nichts anderes heißt, als die Bewegungen so zu verändern,
dass sie dir nicht mehr schaden, sondern gut tun. Es ist sinnvoll, zumindest die ersten Schritte in die Feldenkraiswelt in ein paar Seminaren zu
tun. Wenn du es einmal mit dem eigenen Körper begriffen hast, kannst
du dich dann auch autonom weiterentwickeln. Doch ein wenig hineinzu-
schnuppern, das geht wohl auch ohne Seminarerfahrung. Das wollen wir
in diesem Kapitel gemeinsam unternehmen.

Die betenden Hände? 4

Machen wir gemeinsam ein Experiment: die betenden Hände, nicht die
von Dürer, also nicht die ausgestreckten flachen, sondern die in sich verschränkten, abgerundeten betenden Hände. Eine Handstellung, die man
oft auch einnimmt, ohne zu beten. Wenn man irgendwo steht und nicht
so recht weiß, wohin mit den Händen.

⤍ Falte also deine Hände und deine Finger ohne viel nachzudenken so
   ineinander, wie du es gewohnt bist. Die Handflächen sollen einander
   berühren. Diese Stellung wird dir sehr vertraut sein, sie ist eine deiner Gewohnheiten. Merke dir, welcher der beiden Daumen oben
   liegt, der linke oder der rechte.

⤍ Gib die Hände auseinander und falte sie von neuem, aber nun so,
   dass der andere Daumen oben ist und sich die anderen Finger eben-

43

falls um jeweils eine Position verändern. Wie fühlt sich das an? Wie vorher? Eher nicht. Sicher ungewohnt, fremd, vielleicht sogar irgendwie unangenehm.

Heißt das, dass die zweite Faltung unnatürlich ist? Ganz und gar nicht. Unsere Hände lassen beides zu, beide Betstellungen sind gleichwertig. Du hast dir bloß irgendwann einmal eine davon als die deine zugelegt und findest diese durch die tausendfache Wiederholung natürlicher als die andere.
Dieses harmlose Experiment ist Feldenkrais pur. Nichts anderes geschieht in einem Feldenkraisseminar, nur eben mit dem ganzen Körper und dem Ziel, neue Bewegungsmöglichkeiten zu finden, die dir das Leben leichter machen können.

SICH SPÜREN LERNEN

Stoppen und Spüren

5

Du bist mit etwas beschäftigt, ganz gleich womit. Zum Beispiel setzt du dich gerade auf einen Stuhl. Oder du stehst auf, liest, schreibst am Computer, gießt die Blumen auf dem Balkon. Oder du bewegst dich scheinbar gar nicht – was es aber eigentlich gar nicht gibt. Denn etwas ist immer in Bewegung, sonst würdest du umfallen, oder dein Herz würde aufhören zu schlagen.

....⟶ Und jetzt kommt's: Stoppe deine Bewegung in irgendeiner Position, mitten in der Bewegung, zum Beispiel während du den Arm zum Blumengießen ausstreckst. Und jetzt beobachte und spüre dich selbst: Wie fühlst du deine Schultern? Die rechte und die linke? Sind sie locker oder verspannt? Ist eine oder sind beide unnotwendig hochgezogen? Kannst du den Kopf leicht drehen oder gibt es Muskelwiderstände? Welche Geräusche hörst du in dir beim Drehen? Ist dein Unterkiefer gelöst oder drückt er hinauf? Sind die Zehen entspannt oder unter Druck, vielleicht gekrallt? Wie fühlt sich dein Atem an?

44

⇢ Geh so deinen ganzen Körper durch und entdecke Verspannungen. Alles ganz langsam machen, das gilt beim Spüren immer.

⇢ Wenn du das wiederholt machst, in ganz verschiedenen Situationen, dann entwickelst du im Laufe der Zeit ein Gefühl dafür, wo und wie du Muskeln bewegst.

Daraus kannst du dann lernen, wie du möglichst nur jene Muskeln anspannst, die du für eine Tätigkeit wirklich brauchst. Und wie du diese Muskeln außerdem nicht zu viel, sondern nur angemessen anspannst. Wir neigen nämlich dazu, unsere Muskeln zu stark einzusetzen, also zu viele Muskeln auf einmal und dies auch noch mit zu viel Spannung.

Stop and Go

6

Das ist nichts anderes als dieses Stoppen und Spüren noch weiter ausgebaut. Also nicht nur einmal innehalten und sich spüren, sondern mehrmals innehalten, zwischendurch die Bewegung extrem verlangsamen und dabei wieder fühlen, wie du dich bewegst.

Diese beiden einfachen Spürer sind Feldenkrais pur. Du kannst sie jederzeit einsetzen. Wir nehmen im Alltag unsere Bewegungen kaum mehr wahr. Wenn du dich auf Feldenkrais einlässt, ändert sich das. Du spürst dich dann immer mehr, zum Beispiel wenn du sitzt oder über eine Treppe gehst, und du suchst nach kleineren oder auch größeren Verbesserungen. So bekommst du mehr Wahlmöglichkeiten, wie du mit deinem Körper umgehen kannst.

Bewegungsmeditation

7

Dabei wird das Stop and Go noch mehr verfeinert: Mach irgendetwas, eine Bewegung, aber mach es ganz bewusst. Diesmal also nicht stoppen, sondern in der Bewegung sich ganz auf diese konzentrieren. Moving Meditation nennt man das. Meditation nicht in Ruhe, sondern in Bewegung.

Nimm zum Beispiel einen Tennisball oder einen Stein, wirf diesen senkrecht in die Höhe, fang ihn ganz bewusst wieder auf und stell dir sofort ganz genau vor, was du gerade gemacht hast. Das Ziel ist die völlige Konzentration auf die unmittelbare Gegenwart, die Bündelung der Ich-Empfindung. Das Bewusstsein irrt so weniger herum, dadurch wirst du irgendwie wacher.

Du kannst auch etwas anderes machen – aufstehen, gehen, lesen oder arbeiten – und dein Bewusstsein wie beim Ballwerfen darauf konzentrieren. Nur hat der Ball am Anfang den Vorteil, dass du ihn wieder auffangen musst, wodurch dein Bewusstsein zwangsläufig auf etwas konzentriert wird. Ein Glas Wasser hingegen kannst du auch trinken, ohne einen Gedanken daran zu verschwenden.

Überkreuzstreicheln 8

Lege beide Handflächen auf die Wangen, streichle diese sanft und spüre, wie sich das anfühlt. Wechsle dann die Wangen: Halte die Hände überkreuz und streichle die Wangen der jeweils anderen Seite. Merkst du, wie sich das irgendwie fremd anfühlt?

Überkreuzbewegungen sind ungewohnt, aber sie tun uns gut. Sie aktivieren unser Körperbewusstsein.

Im Sitzen: Beckenkreuz 9

⟶ Auf einen einfachen Stuhl setzen, leichte Vorlage, Hände auf die Oberschenkel: Die beiden Sitzknochen spüren, einen anheben und das Gewicht auf den anderen verlegen, ein paarmal hin- und herwechseln. Dieses Hin und Her auf den Sitzknochen wird vom Oberkörper ausgeglichen, er bewegt sich in die Gegenrichtung. Also nicht den Oberkörper in dieselbe Richtung mitpendeln lassen. Und dabei mit dem Kopf nach oben schauen. Diese Bewegung geht entlang dem Kreuzquerbalken.

⟶ Geh dann wieder zur Mitte und roll jetzt mit dem Becken vor und zurück, also entlang dem Kreuzlängsbalken. Bei diesen Bewegungen wieder mit dem Oberkörper in die Gegenrichtung pendeln. Beim Vorrollen einatmen, Kopf nach unten, Bauch rund machen und den Oberkörper nach hinten strecken. Beim Zurückrollen ausatmen, Kopf langsam in den Nacken und einen Katzenbuckel machen.

46

Die Bewegungen mit der Wirbelsäule sollten wie immer Wirbel für Wirbel gedacht werden. Nicht als Säule sollten wir sie spüren, sondern als Wirbelkette.

Im Sitzen: Beckenspazieren

 10

Nimm dieselbe Ausgangshaltung ein wie beim Beckenkreuz. Dann mit den Sitzknochen auf dem Sessel „gehen". Nicht auf dem Stand, sondern den sitzenden Körper wirklich in kleinen Sitzknochenschritten von hinten nach vorn und wieder zurück bewegen. Mehrmals vor und zurück, auch hier wieder mit Körpereinsatz, der Oberkörper gleicht auch beim Beckenspazieren in die Gegenrichtung aus. Praktisch bedeutet diese Bewegung, dass die Beckenknochen links und rechts wandernde Räder zeichnen. So werden geschmeidige Kreisbewegungen trainiert, gut fürs Gehen, Laufen, Treppensteigen, die im Idealfall alle auf den Kreis zurückzuführen sind.

Im Sitzen: Beckenuhr

 11

Wieder dieselbe Ausgangshaltung. Jetzt mit dem Becken kreisen. Den ganzen Körper mitkreisen lassen. Der Oberkörper kreist in dieselbe Richtung mit, er gleicht aber auch bei dieser Bewegung das Gewicht in die jeweilige Gegenrichtung aus. Noch besser wäre, zuerst auf einem Sitzball zu kreisen, bis die Gelenke geschmeidig geworden sind, sich dann auf den Sessel zu setzen und weiterzukreisen.

Im Liegen: Rollen

12

Rollen = den ganzen Körper drehen. Durch die folgenden Spürer wird dir das Drehen, das du bei allen Bewegungen brauchst, leichter fallen.

> Leg dich auf den Boden, zuerst auf den Rücken, in irgendeine Richtung am Boden gestreckt die Arme, gegrätscht die Beine und fühle, wo und mit welchem Druck dein Körper, jeder einzelne Teil, auf dem Boden aufliegt.

> Dann roll dich auf die Seite in eine Embryohaltung, also Schoßsitzen, aber solo. Die Arme liegen vor dir locker ausgestreckt auf dem Boden.

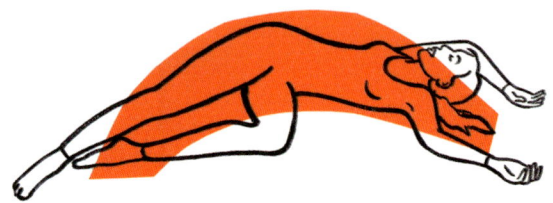

→ Jetzt roll mit dem ganzen Körper langsam auf die andere Seite: Die Kraft aus dem Becken holen, dieses beginnt also, der Oberkörper kommt nach, auch die Arme über dem Kopf und unten die abgewinkelten Beine. Langsam und rollend soll die Bewegung sein, so weich wie möglich, und möglichst viele Körperteile am Boden lassen. Ruhig weiteratmen. Den Körper spüren, die Bewegung empfinden – wenn dir das mit geschlossenen Augen leichter fällt, mach sie zu.

→ Und langsam wieder zurückrollen. Hin und her jetzt, vielleicht fünfmal in jede Richtung.

→ Am Schluss leg dich wieder wie zu Beginn auf den Rücken, fühle wieder den Bodenkontakt und spüre, wie sich dieser verändert hat. Es müsste sich alles viel flacher anfühlen als vorher. Dieses Bodengefühl ist ein wichtiges Feed-back. Der Boden ist für deinen Körper, vor allem für den Rücken, wie ein Spiegel, der dir sagen kann, wie sich dein Körpergefühl verändert hat.

Im Liegen: Wippen
13

→ Flach auf den Rücken legen und den Kontakt fühlen – wie beim Rollen.

→ Dann Knie beugen und Füße schulterbreit aufstellen. Hände hinter dem Kopf verschränken.

→ Kopf anheben. Dabei aber den Rücken flach halten, ihn nicht mitbewegen.

→ Jetzt mit Kopf oben langsam das Becken heben, immer höher, so hoch, bis durch diese Aufwärtsbewegung der Kopf schließlich nach unten gehen muss.

→ Dann die Spannung aus dem Becken nehmen und den Kopf wieder anheben. Nun ist das Becken

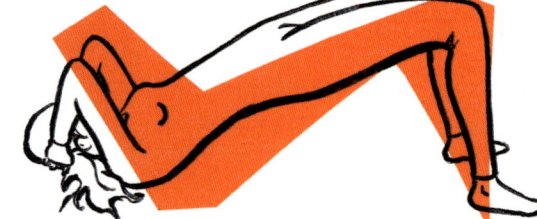

der passive Teil, es wird vom Kopf, der weiter hinauf gehoben wird, langsam auf den Boden befördert.

⟶ Diese Wippe mehrmals machen. Sie wird abwechselnd vom Kopf und vom Becken gesteuert, nie von beiden gleichzeitig. Die Bewegung fließend ausführen, Wirbel für Wirbel.

⟶ Wieder wie beim Rollen auf den Rücken legen und den Unterschied spüren.

Im Liegen: Becken und Schultern kreisen 14

⟶ Auf den Rücken legen und sich wie beim Rollen auf dem Boden liegend spüren.

⟶ Aufsetzen, sich leicht nach hinten neigen und mit den Händen noch etwas weiter hinten abstützen. Knie anziehen, Beine aufmachen und die Knie dann nach links und nach rechts gegen den Boden neigen, dabei die Fußsohlen aufeinander legen.

⟶ Nun Becken und Schultern gleichzeitig kreisen lassen, möglichst rund. Der ganze Körper kommt in ausgeprägt kreisende Bewegungen.

⟶ Am Schluss wieder auf den Rücken legen und spüren, wie sich das Liegegefühl verändert hat, vor allem auch bei den Schultern. Es müsste sich jetzt flacher anfühlen.

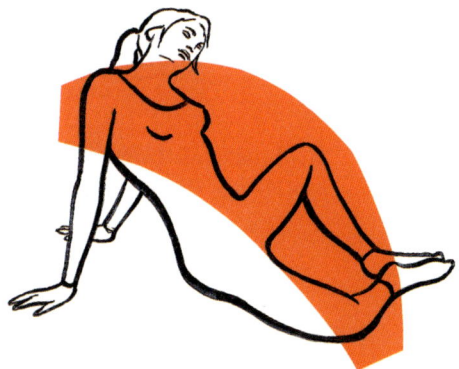

DER ZWEISCHRITT: BESSERES SUCHEN

Wie kann ich meine Bewegungen verbessern?

Vielleicht doch nicht gleich zu einem Experten rennen und ein todsicheres Rezept verlangen, das es nicht gibt und das du nicht reproduzieren könntest. Wenn du das Buch bis hierher gelesen hast, ist das schon klar. Vielmehr kannst du selbst neue Wege suchen. Du kannst gescheite Fragen an deinen Körper stellen, in dessen Sprache natürlich, der Körpersprache also, und genau zuhören, welche Antworten er gibt.

Spüren und Suchen 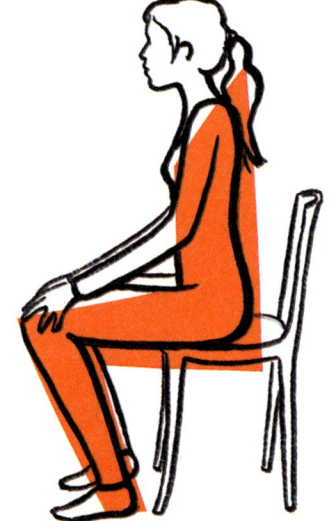 15

Um diese Selbstbefragung einfach zu machen, haben wir einen Zwei-schritt formuliert, der für deine Bewegungen, die du erkunden willst, angewendet werden kann. Wir formulieren diesen zuerst allgemein und dann, zum besseren Verständnis, an einem konkreten Beispiel.

1. Spüren: Führe mehrmals eine Bewegung aus, langsam, konzentriere dich darauf und spüre sie: Wie viel Kraft brauchst du? Ist die Bewegung umkehrbar oder funktioniert sie nur in eine Richtung? Fällt sie dir leicht oder schwer? Machen dich Wiederholungen schnell müde oder nicht?

2. Suchen: Aufgrund der Antworten, die du dir selbst gibst, ändere etwas: Suche also andere Möglichkeiten, die leichter gehen. Vergleiche verschiedene Lösungen und stell dir ähnliche Fragen wie oben. Entscheide dich dann für die leichteste, die angenehmste Lösung und versuche sie dir zu merken und durch Wiederholungen einzuprogrammieren.

Beispiel: Aufstehen vom Stuhl 16

Gleich ein Test: Kannst du dein Aufstehen von einem Stuhl verbessern?

1. Spüren: Setz dich hin und steh so auf wie immer. Langsam, mehr-mals, spüre dein Aufstehen. Wie leicht oder schwer geht es?

2. Suchen: Probiere kleine Änderungen. Stell deine Füße zuerst etwas weiter nach hinten, als es deiner üblichen Fußposition entspricht, in Richtung Sessel. Aufstehen ausprobieren. Bewerten. Dann die Füße etwas weiter nach vorn, weiter als in deiner norma-len Stellung. Wieder mehrmals aufste-hen, vergleichen und bewerten. Was ist besser?

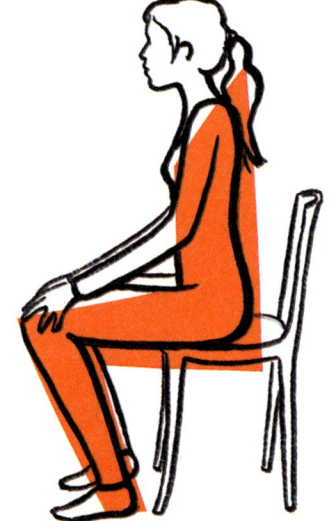

Und nun willst du sicher von uns wissen, welches die beste, also die leichteste Lösung ist. Darauf eine Antwort zu geben, ist streng genommen nicht Feldenkrais, weil diese Methode eine Hilfe zur Selbsterfahrung ist, also zum innengesteuerten Lernen, und kein Regelwerk von außen. Aber um dir den Einstieg in Feldenkrais zu erleichtern, machen wir in diesem Buch immer wieder Ausnahmen. Daher hier die wahrscheinlich auch für dich gültige Lösung: Die meisten Menschen stehen leichter auf, wenn sie ihre Füße etwas näher zum Stuhl stellen. Im Allgemeinen haben wir die Füße zu weit vorn.

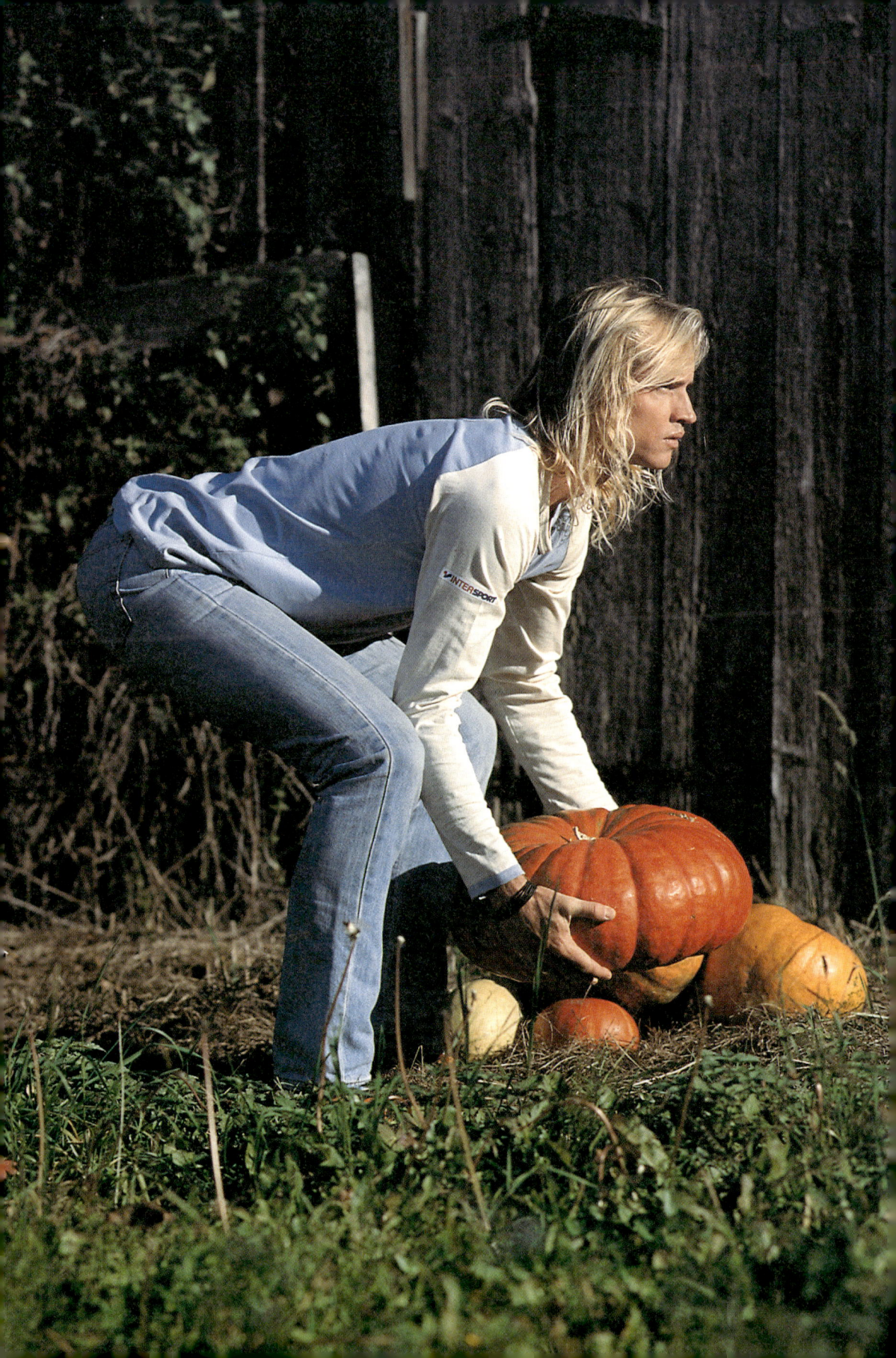

Große Helfer fürs Bewegungsleben

„Wer die Welt bewegen will, sollte erst sich selbst bewegen."
(Sokrates, griechischer Philosoph im 4. Jahrhundert vor Christus)

Kreise überall

Mehr oder weniger gerade Linien haben einen Anfang und ein Ende, sie sind daher irgendwie unvollkommen. Ebenso unvollkommen sind Bewegungen entlang solchen Linien: Start, Beschleunigung, Höhepunkt, Bremsung, Stillstand. Das braucht viel Energie bei hohem Verschleiß.
Anders kreisförmige oder auch ovale Bewegungen: Sie könnten ewig sein wie die Bewegungen der Sterne umeinander. Mit wenig Kraft und wenig Abnutzung. Denk dir einen Planeten, der auf einer Linie hin- und herrast. Unvorstellbar. Sogar Pflanzen verhalten sich danach: Wie könnte eine Blume dem Wind trotzen, wenn nicht durch kreisende Anpassungsbewegungen.

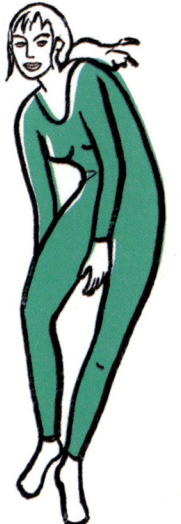

Das Kreisgefühl entwickeln

1

Diese Erkenntnis sollten wir uns auch für unsere Körperbewegungen zunutze machen. Mehr Kreise, weniger Linien – Feldenkraisen sozusagen. Viele unserer Gelenke sind dafür gebaut, auch wenn wir sie nicht immer entsprechend gebrauchen. Rund und flüssig sollten unsere Bewegungen sein, selbst dann, wenn wir in Linien denken, etwa wenn wir unsere Arme zwischendurch in die Höhe strecken, was eigentlich heißen sollte: auf der Seite in die Höhe kreisen. Dafür sind sie angelegt. Zwischendurch immer wieder Kreise übertreiben, mit allen möglichen Körperteilen. Beim Gehen, Treppensteigen, bei den verschiedensten Armbewegungen und so weiter. Das heißt natürlich nicht, dass die Übertreibungen das Ziel sind. Du nützt hier nur ein Lernprinzip aus: Durch Übertreibungen übst du das richtige Maß ein.

Dein Becken ist dein größtes Kapital 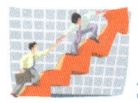 2

Unser Becken – eine tolle Konstruktion. Stärkste Knochen, stärkste Muskeln. Beweglich in alle Richtungen. Kreise, Kreise, Kreise. Die Beckenmuskeln sind jene mit dem größten Querschnitt und den meisten Muskelfasern, viel mehr als zum Beispiel die Oberarmmuskeln. Je weiter weg von der Körpermitte, desto kleiner und schwächer werden die Muskeln. Es ist also durchaus logisch, bei möglichst vielen Bewegungen den starken Beckenmuskeln die Führung zu übertragen und die Muskeln darüber und darunter wie in einer Kettenreaktion abgestuft einzubeziehen.

Aber was machen wir daraus? Wir fixieren das Becken und halten es steif. Ja sogar die Gymnastik, jedenfalls die herkömmliche, will das Becken über den Aufbau eines traditionellen Muskelkorsetts abstützen und damit einengen, statt es kreisen zu lassen.

Kinder kreisen: Der Hanteltest  17

Wir vergleichen dich mit einem fiktiven Kind, in der Absicht, wieder einmal von diesem zu lernen. Beide habt ihr ein Gewicht in der Hand und sollt dieses mehrmals zur Schulter heben.

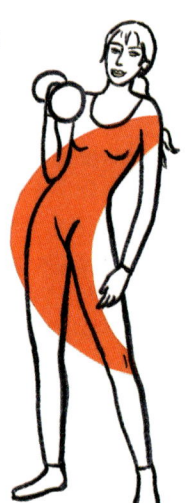

⤑ Es wird wohl so sein, dass du dich daran gewöhnt hast, deinen Körper gedanklich in Stücke zu trennen. Wenn das so ist, wirst du die Hantel mit der Kraft deines Armes, vor allem mit dem Bizeps, auf und ab bewegen. Das signalisiert Stärke, jedenfalls wenn du ein Mann bist. So ist diese Bewegung aber nur möglich, wenn du das Becken unnatürlich steif hältst. Bei der Armgymnastik, die ja das isolierte Ziel hat, die Armmuskeln wachsen zu lassen, würde ein Beckeneinsatz sogar als Schwindeln gelten. Nur wenn die Hantel für die Armmuskeln zu schwer wird, erinnern wir uns plötzlich ganz von selbst unseres Beckens und lassen es mitarbeiten. So, wie wir es tun, wenn wir zum Beispiel Mühe haben, mit dem Schraubenzieher eine schwergängige Schraube einzudrehen. Oder wenn wir mit dem Seilanlasser einen Rasenmäher starten wollen: Niemand käme wohl auf die Idee, das nur aus dem Arm heraus zu versuchen – der ganze Körper ist dabei!

Und das Kind? Es wird die Bewegung mit dem ganzen Körper machen, also aus dem Becken heraus. Weil ein Kind wenig Kraft hat, muss es sich ökonomisch bewegen. Also macht es das einzig Richtige: Es setzt das Becken ein.

Entspannung aus dem Becken

Das Hantel-Experiment soll illustrieren, dass wir als Erwachsene verlernt haben, unseren Körper ökonomisch einzusetzen. Also so, dass es zu keinen sinnlosen Überlastungen kommt. Bei der Hantel wären Rücken und Schultergelenke betroffen, bei den Schrauben das Handgelenk, dessen zarte Muskeln nach so einer Überanstrengung tagelang wehtun können.

Oder: Beobachte dich im Alltag. Am Schreibtisch, beim Kochen, beim Aufräumen, beim Lesen oder Fernsehen. Wenn du das Gefühl hast, dass dein Gesicht verspannt ist, deine Augen schwer sind, deine Brauen zusammengezogen, die Kiefermuskeln gespannt, die Lippen zusammengepresst, und die Schultern schmerzen, dann kreise mit deinem Becken, empfinde es als Mittelpunkt deines Körpers und balanciere dich darauf ein.

Elvis the Pelvis

Elvis das Becken. Leider reimt sich das auf Deutsch nicht. Aber ein Skandal war der neue Rock 'n' Roll in der prüden Mitte des zwanzigsten Jahrhunderts allemal. Wegen seiner Beckenbewegungen natürlich, das war damals völlig ungewohnt. Und ein paar Jahre später wurde in einem österreichischen Bundesland sogar der Modetanz Twist verboten – aus demselben Grund. Angst vor dem Becken? Wohl deshalb, weil das Becken mit Sexualität zu tun hat und weil seine Bewegungen wie sexuelle Signale aussehen und dies natürlich auch sein können. Und das ist auch der Grund, weshalb in unserem Kulturkreis das Becken so lange unterbetont, ja versteckt wurde und das heute, wenn auch abgeschwächt, immer noch gilt. Frauen wissen besser als Männer, wie heikel das ist.

AUF DER SCHWERKRAFT BALANCIEREN

Dein Körper ist ein Baum

18

Beide streben nach oben, gegen die Schwerkraft. Sie können das so tun, dass ihnen die Schwerkraft nichts anhaben kann, indem sie mächtig und selbstbewusst auf der Erde stehen, ganz gleich, ob ihre Teile eng am Stamm liegen oder weit hinausreichen. Oder sie lassen sich beugen, werden immer einseitiger und bizarrer und brechen vielleicht irgendwann.

In beiden Fällen geht es um das Gleiche: Dein Körper und der Baum bewegen sich am natürlichsten, wenn alle ihre Bewegungen so ausgeführt werden, dass sie die Schwerkraft wie ein Akrobat auf dem Seil nach allen Seiten ausbalancieren. Jede Bewegung in eine Richtung muss dann durch eine Gegenbewegung in die andere Richtung ausgeglichen werden. Ein Beispiel: Strecke deinen Arm waagrecht aus. Das wird dir leichter fallen, wenn du deinen Oberkörper zum Ausgleich leicht nach hinten neigst. Tust du das nicht, muss er das durch Rückenmuskelanspannungen kompensieren – es droht Verspannungsgefahr.

Po aufs Klo

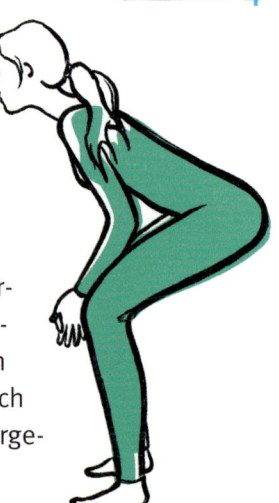

4

Was wir gerade allgemein gesagt haben, kannst du mit diesem großen Helfer ganz konkret umsetzen. Ein ganz besonders wichtiger Helfer übrigens, der dir sehr viele Bewegungen erleichtern wird, die hunderte Mal am Tag vorkommen: alles, was mit Bücken, Hinsetzen, Hinlegen, Aufstehen zu tun hat.

Und so sieht der Helfer aus: Gleichzeitig den Oberkörper vorneigen und den Po so nach hinten strecken, als ob du dich vorsichtig auf ein Klo setzen wolltest, und dann leicht in die Knie gehen. Der nach hinten gestreckte Po ist das Gegengewicht zum vorge-

56

neigten Oberkörper. Dadurch verläuft die Achse der Schwerkraft senkrecht so durch den Körper, dass dieser genau in der Balance ist; er muss also nicht durch alle möglichen belastenden Hilfsaktionen am Umkippen gehindert werden.

Po aufs Klo ist eine herrliche Bewegung, bei der die Schwerkraft nicht einseitig zerrt, sondern auf alle Körperteile gleichmäßig wirkt.

Von der Rückenlage zur Vorlage

Ein typischer Fehler, den viele Menschen machen: Sie stehen, gehen und laufen in Rückenlage. Ebenso beim Stiegensteigen, beim Aufstehen von einem Stuhl oder vom Boden. Die Beine sind zu weit vorn, und der Oberkörper ist zu weit hinten. Dadurch liegt auch der Schwerpunkt zu weit hinten, was zur Folge hat, dass die Schwerkraft den Körper irgendwie nach hinten zerrt. Ständig dagegenzuhalten kostet mehr Kraft als notwendig ist, führt zu Verspannungen und Abnützungen bei Muskeln, Bändern, Knochen und Gelenken.

Rückenlage vermeiden, also Schwerpunkt nach vorn, heißt: Oberkörper nach vorn und Beine nach hinten. Auf der Suche nach besseren Bewegungsabläufen wirst du immer wieder damit zu tun haben.

Aber wie geht das? Wie kriegst du die Füße, und damit die Beine, ordentlich unter dich? Rein logisch gibt es zwei Möglichkeiten: Füße und Beine zurückziehen, also an die senkrechte Körperachse heranführen – oder den Körper über die Beine nach vorn schieben, sozusagen über die Füße werfen. Was leichter geht, hängt von der Situation ab: Wenn du von einem Sessel aufstehen willst, wirst du es einfacher finden, die Füße zurückzuziehen. Und beim Laufen wird es leichter sein, den Körper über die Füße nach vorn fallen zu lassen. Praktisch wird immer eine Mischung herauskommen, in der eine der beiden Varianten dominiert.

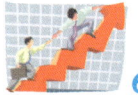

Das altbekannte Hebelgesetz 6

Möglich, dass du es vergessen hast, deine Schulzeit liegt vielleicht schon ein paar Jährchen zurück. Macht nichts, du brauchst es nicht formulieren zu können, es genügt, wenn du es intuitiv in dein Bewegungsleben einbaust. Immer dann, wenn Arme oder Beine eingesetzt werden und Gewichte im Spiel sind: beim Heben, Tragen, Drücken, Ziehen, Weiterreichen und so fort.

Wenn du das alles mit mehr oder weniger gestreckten Armen oder Beinen machst, also körperfern, dann stellst du das Hebelgesetz auf den Kopf und musst entsprechende Kräfte sinnlos und den Körper belastend einsetzen. Körpernah geht alles viel leichter, und der Verschleiß ist geringer. Du nutzt dann das Hebelgesetz zu deinen Gunsten.

Natürlich gilt das bei schweren Arbeiten ganz besonders. Diese verrichtet man meistens im Stehen. Dann am besten einen Schritt nach vorn machen und das Becken mithelfen lassen. Und wenn ein Arm ausgestreckt werden muss, zumindest den anderen Fuß genau so weit nach vorn stellen.

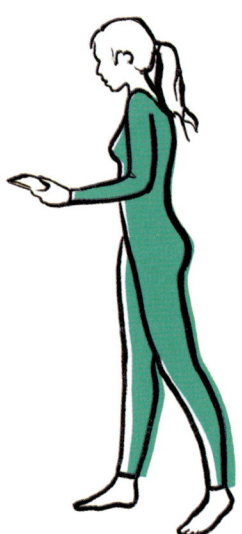

Das Prinzip ‚Körpernah' ist bei leichten Arbeiten aber genauso sinnvoll. So wie beim Wasserglas am Anfang dieses Buches. Geht es doch nicht um den Einzelfall, sondern um die tausendfache Wiederholung. Und wer es einmal ungünstig macht, macht es wahrscheinlich immer ungünstig.

Ein Hebeltest

19

Strecke einen Arm waagrecht aus und schwenke ihn dann langsam hinauf, bis er senkrecht nach oben zeigt. Konzentriere dein inneres Spüren auf die Belastung. Gib dann die Hand zum Körper auf die Höhe deiner Brustwarzen, hebe den Arm wieder über den Kopf hinaus an, diesmal aber körpernah, und fühle wieder die Belastung. Merkst du den Unterschied? Körpernah geht's viel leichter. Und du schonst deinen Rücken. Du ersparst ihm Verspannungen, weil seine Muskeln nicht dagegenhalten müssen. Beim gestreckten Arm leisten sie anstrengende Haltearbeit und können sich so nicht abwechselnd spannen und entspannen, wofür sie eigentlich gebaut sind.

DAS ZIEL UMARMEN

Zuwendung

Die alte Sache: Körper, Geist und Seele sind nicht zu trennen. Diese Weisheit kommt im Wort ‚Zuwendung' besonders schön zum Ausdruck. Zu-Wendung – sie kann körperlich, geistig und seelisch verstanden werden. Und manchmal fallen diese Bedeutungen zusammen. In jedem Fall, wenn sich kleine Kinder bewegen. Um sich irgendwohin zu bewegen, brauchen sie ein Ziel, das sie mögen, dann bewegen sie sich gern und gut. Ohne Motivation gar nicht. Später wird das schwieriger: Die Zwänge des Lebens schreiben uns auch Wege vor, die wir nicht wollen. Und so bewegen wir uns auch: Es ist leicht, auf jedem Schulweg zu erkennen, dass Jugendliche in die Schule mit Rückenlage und insgesamt schlechter gehen als nach dem Unterricht nach Hause. Und wie gehen sie erst nach der letzten Schulstunde vor den Ferien: Vorlage, Vorlage, Vorlage. Zum ‚date' geht man wohl kaum in Rückenlage, zum Finanzamt vielleicht schon.

Sich dem Ziel zuwenden

7

Natürlich können wir uns solche Motivationen nicht einfach künstlich einreden. Dennoch lässt sich diese Erkenntnis auch im Alltag umsetzen, sogar bei kleinen und vielleicht unwichtigen Bewegungen. Wenn du zum Beispiel irgendwohin gehen oder eine Treppe hinaufsteigen oder von einem Stuhl aufstehen willst, geht es leichter, wenn sich der ganze Körper dem Ziel zuwendet. Wenn du also die Treppe hinauf nicht auf die Stufen unter dir starrst, sondern den Blick nach oben richtest, zum nächsten Stock. Die Bewegung der Augen organisiert nämlich die Bewegung des ganzen Körpers. Wohin wir schauen, dorthin streben wir auch. Und für die Gedanken gilt dasselbe. Wenn es dir also gelingt, auch deine Gedanken ans Ziel vorauszuschicken, wirst du dich am leichtesten tun.

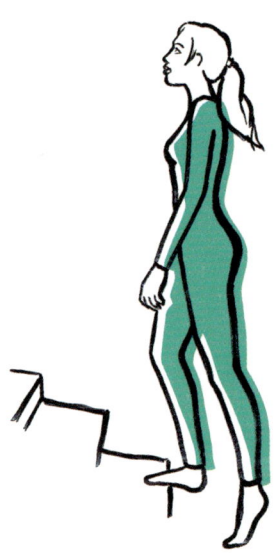

Ein Businessman motiviert sich

In Wims Laufseminar: Ein erfolgreicher Unternehmer will das Laufen lernen. Er ist Anfänger, aber schon beim Vorlaufen, das am Beginn jedes Seminars steht, läuft er erstaunlich gut. Darauf angesprochen, meint er: „Immer wenn ich etwas unternehme, in meinem Geschäft oder privat, stelle ich mir ganz konkret vor, wohin ich will. Jetzt bin ich nicht einfach losgelaufen, vielmehr habe ich mir gesagt: ich will zu dem Baum dort laufen, dort will ich hin, das ist mein Ziel." Der Mann war wohl der Einzige, der sich so motiviert hat, alle anderen sind halt irgendwie gelaufen. Ihn haben aber seine Augen, seine Gedanken und sein Wille gezogen, aber ohne ihn unter Druck zu setzen, das ist wichtig. Sie haben seinen Körper so beeinflusst, dass er sich „flüssig" seinem Ziel genähert hat.

Ein Test in Wims Feldenkrais-Ausbildung

Alle liegen auf einer weichen Unterlage, so, wie man sich bequemes Liegen vorstellt. Dann kann sich jeder noch zusätzliche Abstützungen wünschen: links und rechts vom Kopf, unter dem Nacken, unter den Knien, wie es eben beliebt. Die Absicht ist, für jeden eine Position zu finden, die sich so bequem wie möglich anfühlt, und dann herauszukriegen, wie lange man es in dieser komfortablen, jedoch bewegungslosen Lage aushält.

Schon nach ein paar Minuten werden die ersten Änderungswünsche laut. Bewegungslosigkeit ist eben nicht körpergemäß, daher empfinden wir sie bald als unangenehm, und sei dies in den ersten Sekunden auch noch so bequem. Die Änderungen, die in Fortsetzung des Tests vorgenommen werden, sind natürlich nichts anderes als Bewegung, wenn auch nicht von innen heraus, sondern von außen.

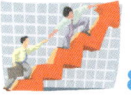

Immer in Bewegung sein

8

Darum geht es hier: Immer in Bewegung sein. Beim Sitzen, beim Stehen und beim Liegen. Es ist kein Zufall, dass du dich in der Nacht im Schlaf immer wieder umdrehst, dass ruhiges Stehen eine Tortur ist und ruhiges Sitzen den Geist lahm legt. Ein bewegungsloser Körper strahlt auf das Denken aus. Wenn du dich wohl fühlen und Ideen haben willst, musst du also in Bewegung sein. Wie immer du das organisierst: Indem du die gut gemeinten Anweisungen aus deiner Kindheit, still zu stehen oder zu sitzen, vergisst und eben unruhig stehst oder sitzt, zum Beispiel Teile deines Körpers immer wieder kreisen lässt oder ständig das Gewicht verlagerst. Oder indem du zwischen Gehen, Stehen und Sitzen und vielleicht sogar Liegen häufig wechselst.

Wir sind wissenschaftshörig

Johann Grander ist ein Tiroler Bauer mit einem urigen Bart und einem ebenso urigen Dialekt. Er beschäftigt sich mit Wasser und hat verschiedene Geräte entwickelt, die das Wasser geheimnisvoll verbessern sollen. Es gibt inzwischen große Wirtschaftsbetriebe, die Granderwasser einsetzen und davon sehr angetan sind, obwohl die Wissenschaft die Sache nicht so recht erklären kann. Danach gefragt, wie er seine Methode entwickelt habe, antwortete Johann Grander in einem Interview: „I hob die Natur beobachtet und herumprobiert. Des isch nämlich so: Wenn ma Geld hot, konn ma forsch'n, wenn ma koans hot, muss ma probier'n."

Mit diesen wenigen einfachen Worten hat Grander die Wissenschaftsgläubigkeit, ja -hörigkeit unserer Zeit zu Recht verspottet. Dabei geht es nicht um die Wissenschaft an sich, sondern darum, wie sehr der Glaube an sie in das Alltagsverhalten vieler Menschen eingedrungen ist, so sehr, dass oft jeder Unsinn eher geglaubt als dem eigenen Gefühl getraut wird.

Feldenkrais ist Ausprobieren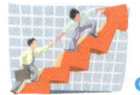

9

Grander arbeitet offenbar wie Feldenkrais. Beides ist am Rande der Wissenschaft angesiedelt, und in beiden Fällen lautet ein besonders wichtiges Wort: ausprobieren! Bei Feldenkrais kommt noch hinzu, dass sich dieses Ausprobieren auf den Menschen selbst bezieht, vordergründig auf seinen eigenen Körper, letztlich aber auf sein ganzes Leben. Nicht alles nachbeten und nachglauben und nachmachen und nachunterlassen, sondern ausprobieren und mehr seinen eigenen Gefühlen trauen. Allgegenwärtige Denkmuster infrage stellen und Gewohnheiten durchbrechen, schauen, was dabei herauskommt, Lösungen finden und weitersuchen, selbst wenn du etwas Gutes gefunden hast. So, wie es ein guter Unternehmer macht, der Erfolg hat, weil er eingefahrene Geleise verlassen hat, oder ein kreativer Künstler. Das ist Feldenkrais. Und das ist eine Lebenshilfe, die mindestens so produktiv ist wie die vielen wissenschaftlichen und vor allem pseudowissenschaftlichen Rezepte, mit denen die Menschen heute überschwemmt werden.

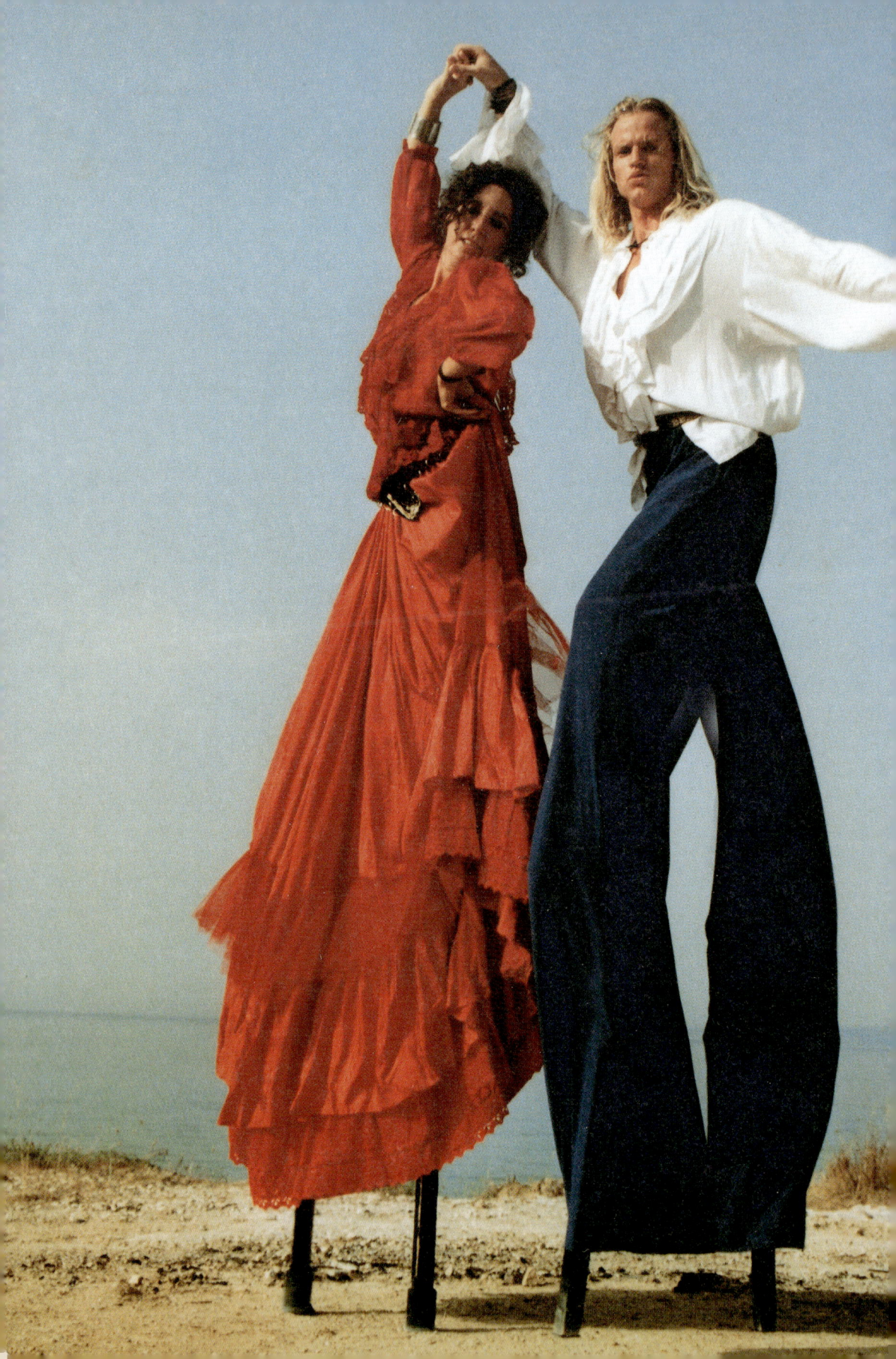

Stehen lernen

„Fürchte dich nicht vor dem langsamen Vorwärtsgehen,
fürchte dich nur vor dem Stehenbleiben."
(Chinesisches Sprichwort)

Was ist leichter: Stehen oder Gehen oder Laufen?

Schauen wir uns die Kinder an: Was lernen sie als Erstes? Laufen. Dann Gehen. Und erst als Drittes Stehen. Also ist Stehen wohl am schwierigsten. Laufen ist leichtes Gleiten auf der Schwerkraft. Dafür ist unser Körper durchaus gebaut. Über Jahrmillionen brauchte er das Laufen, um zu jagen, zu kämpfen oder zu fliehen. Aber wozu brauchte er das Stehen? Wenn der Urmensch nicht lief oder ging oder sprang oder kroch, war er wohl irgendwie am Boden: hockend, kauernd, sitzend, liegend. Also sind wir nicht zum ruhigen Stehen bestimmt. Wir haben dafür einen viel zu hohen Schwerpunkt, wir sind eine Art umgekehrte Pyramide. Auch bei den meisten Tieren, wenn sie noch natürlich leben, ist ruhiges Stehen nur eine Übergangshaltung, also in Vorbereitung auf etwas, auf die Flucht zum Beispiel.

Wir sind instabil

Das klingt beunruhigend. Stabilität ist angesehen. Haben wir also einen Konstruktionsfehler? Nein, im Gegenteil, unsere Instabilität ist ein Überlebensprinzip. Der Mensch war in seiner Geschichte immer auf den Beinen und immer in Bewegung, so hat er überlebt. Er hat seine hochaufgeschossene Instabilität in dynamische Stabilität verwandelt und ist in seinem langen Lauf durch die Entwicklungsgeschichte allen Mitgeschöpfen davongerannt. Der hohe Schwerpunkt war's also, weit oben, irgendwo zwischen Brust und Becken.

Die schnellste ganzkörperliche Bewegung ist das Drehen um die senkrechte Körperachse. Das ist entwicklungsgeschichtlich auch logisch. Nach allen Seiten Gefahren und vielleicht auch Chancen sofort zu erkennen, das war wichtig. Und dann sich sofort dem Kampf zu stellen oder abzuhauen. Das geht mit unserem hohen Schwerpunkt alles viel schneller, als würde dieser unten sein. Etwas Zweibeiniges mit niedrigem Schwerpunkt könnte nur mit sehr hohem Kraftaufwand schnell sein – kein günstiges Überlebensprinzip. Glücklicherweise sind wir anders, daher gibt's uns noch.

Und wir fallen leicht um

Würde eine Statue aus Stein oder Bronze ohne Befestigung aufgestellt, fiele sie sofort um, selbst wenn sie einen aufrecht stehenden Menschen darstellte. Sie muss daher angeschraubt werden.

Wie löst das der stehende Mensch? Richtig: Indem er sich ständig ausbalanciert. Viele Muskeln und Gelenke sind daran in jeder Sekunde beteiligt, wenn wir stehen, ohne dass wir es bemerken. Doch können wir dem Körper das Ausbalancieren leicht machen, aber auch schwer:

┄┄> Schwer: Das alte Lied – Rückenlage, meistens mit vorgeschobenem Becken. So stehen viele. Eine anstrengende Sache. Viele Muskeln müssen ständig anspannen, von den Oberschenkeln aufwärts, ohne wieder entspannen zu dürfen, sonst fielen wir um. Die Folgen sind im Laufe der Zeit Verspannungen und Schmerzen.

┄┄> Leicht: Den richtigen Stehpunkt suchen. Also so stehen, dass für das Ausbalancieren nur wenige Muskeln eingesetzt werden müssen, im Idealfall nur die Wadenmuskeln.

DEN STEHPUNKT SUCHEN

Im Zweischritt Stehen lernen

20

1. Spüren: Betrachte dich barfuß vor einem großen Spiegel stehend von der Seite. Stell dich wie gewohnt hin und schau deine senkrechte Linie an: Wo sind die Brüche? Üblicherweise ist das Becken zu weit vorn, die Schultern sind zu weit hinten, und der Kopf ist wieder zu weit vorn. Schlechtes Stehen pflanzt sich nämlich von unten nach ganz oben fort, alle möglichen Muskeln müssen dagegenhalten, der Mensch wird zur Ziehharmonika. Ideal wäre aber eine ganz gerade Schwerpunktlinie durch den Körper, ein senkrechter Strich.

2. Suchen: Versuche jetzt, deine Haltung zu korrigieren. Strecke die Knie durch, halte die Füße gleichmäßig am Boden und wechsle Vor-

lage und Rückenlage ab, verkleinere laufend den Unterschied, bis du das Gefühl hast, zu balancieren, also am Stehpunkt zu sein. Diesen hast du dann gefunden, wenn die Oberschenkelmuskeln locker sind. Merke dir die Stellung.

Eine noch ausgefeiltere dynamische Suchmethode, am besten auch vor dem Spiegel: Zehn- bis zwanzigmal auf den Zehen wippen, dann abstoppen, Fersen auf den Boden und genau so stehen bleiben. Wenn du sensibel gewippt hast, hast du jetzt deinen Stehpunkt. Spüre in dieser Stellung das Stehgefühl, nimm dann wieder deine gewohnte Stehhaltung ein, vergleiche beides im Spiegel und fühle den Unterschied im Körper. Vergleiche vor allem die unterschiedliche Muskelspannung in den Oberschenkeln und rund um deine Knie. Wenn du ideal stehst, liegt auf diesen praktisch keine Spannung mehr. Das könnte jemand, der dir hilft, auch mit den Händen fühlen: Entspannt ist die Kniescheibe beweglich, ebenso die Oberschenkelmuskeln darüber.

Dynamisch Stehen

Wenn Stehen so schwierig und mühevoll ist, kann die Lehre daraus nur sein: Stillstehen vermeiden und ersetzen durch bewegtes Stehen, also beim Stehen den Körper aktiv bewegen. Und besser gehen als stehen. Das ist bei vielen Tätigkeiten ganz leicht möglich: beim Reden, Telefonieren, Lesen, Denken. Gerade Denken und sich Bewegen gehören ja zusammen. Wer sich bewegt, hat bessere Einfälle und weniger Angst vor den guten Ideen.

Entlastungen zwischendurch: Gewichtsverlagerungen, beckenkreisen, Po aufs Klo, kreisen, sich schütteln, auf den Zehen wippen. Wer das dynamische Stehen regelrecht trainieren will, für den gibt es ein Trainingsgerät: das wabbel board.

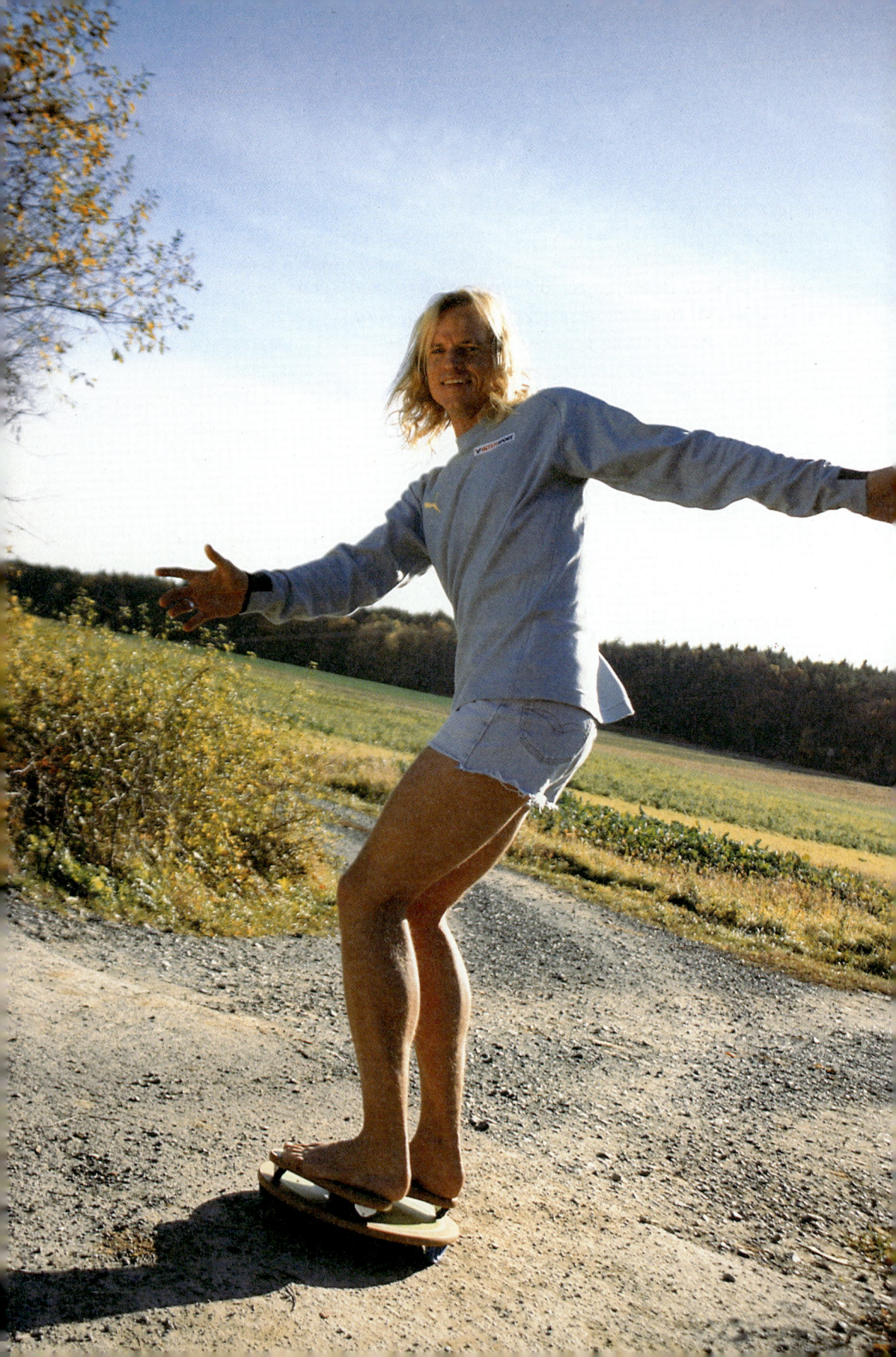

Gehen lernen

„Gehen ist jener Bewegungssport, der zwischen dem Verlassen des Autos und dem Betreten des Aufzugs ausgeübt wird."
(Peter Schumacher, deutscher Publizist)

IN VORLAGE KURZE SCHRITTE AUS DEM BECKEN

Im Zweischritt Gehen lernen

21

1. Spüren: Geh barfuß und beobachte dich dabei. Wahrscheinlich wirst du so – unter Beobachtung – langsam gehen. Wie hart trittst du auf? Wie federst du in den nächsten Schritt hinein?

2. Suchen: Geh in Vorlage und mit kürzeren Schritten. Schultern nicht zurückziehen und Brust nicht herausstrecken, wie es viele tun, wenn sie betont gehen wollen, weil du dadurch unweigerlich in die Rückenlage fällst. Und nicht nur mit den Beinen gehen, sondern die Hüftgelenke mitarbeiten lassen.

Probiere es am besten auf einem harten Boden aus. So kannst du nämlich keine großen Schritte hämmern. Das würde dein Körper nicht mögen, die Stöße würden sich bis ins Gehirn hinauf fortpflanzen. Um das zu fühlen, mach zwischendurch große ausgreifende Schritte.

Wie fühlt sich das an? Merkst du, dass du härter aufkommst?

Dann in besonders kleine Schritte wechseln: Merkst du, dass du besser abfederst? Und dann wieder so wie üblich gehen. Und die verschiedenen Empfindungen vergleichen. Vielleicht auch anlassbezogenes Gehen spüren: Marschieren zum Beispiel oder Schreiten oder so wie ein Schnellgeher.

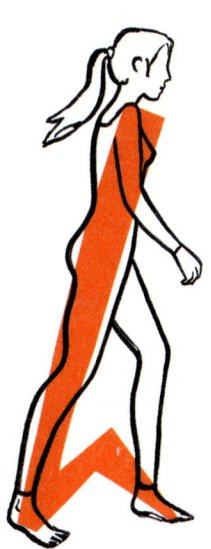

Gehen ist langsam

Streng genommen immer. Schnell gehen bedeutet nämlich fast immer: Krafteinsatz, große Schritte, Rückenlage, Fersen auf den Boden klopfen. Schwerfällig ist das, viel Energie geht in den Boden und verkommt dort ungenutzt. Das gelingt übrigens nur mit Schuhen, die ungedämpfte Ferse würde das gar nicht aushalten. Daher kennt der Mensch von Natur aus eigentlich nur langsames Gehen, Spazieren sozusagen, und Laufen; kein schnelles Laufen, wenn er nicht gerade in einer Notsituation ist, sondern eher Traben. Kleine Kinder, unsere Bewegungsvorbilder, gehen nur langsam – oder sie laufen. Fürs schnelle Gehen, für große, ausgreifende Schritte also, hätten sie nicht genug Kraft, sie fänden es viel zu gekünstelt. Es gibt auch kein Tier, das schnell geht. Wenn Tiere ihre Geschwindigkeit erhöhen wollen, fallen sie sehr früh ins Laufen. Aber wir wissen schon, Laufen ist in unserem Alltag nur als Freizeitvergnügen vorgesehen, nicht als Fortbewegungstechnik. Daher Tipps, wie auch das schnellere Gehen ein wenig verbessert werden kann.

Schnellgeher wissen, wie es geht

Hast du schon einmal einen Schnellgeher-Wettbewerb gesehen? Gut, es bleibt seltsam gekünstelt, eigentlich überflüssig, aber die Schnellgeher machen das Beste daraus. Ihre Schritte sind kurz, sie kommen nur ganz kurz auf der Ferse auf und rollen sofort weiter. Und sie gehen nicht stocksteif nur mit den Beinen, wie in einem würdigen Festtagsanzug, vielmehr setzen sie ihren ganzen Körper, also auch das Becken und die Arme, als Bewegungshilfe ein. Ähnlich dem Power Walking, einer Ausdauerbewegung für alle jene, die sich ganzkörperlich bewegen, aber nicht laufen wollen. So gemacht, ist das schnelle Gehen ganz ähnlich dem Laufen. Nur der entscheidende Unterschied bleibt: Beim Laufen gibt es eine kurze Flugphase, bei der kein Fußteil den Boden berührt, während beim Gehen der Bodenkontakt nie unterbrochen wird.

Auf dem Catwalk den Gebeinen Beine machen

Wissen deine Gebeine, also dein Skelett, dass sie im guten alten Deutsch fast gleich heißen wie die Beine? Was wohl nur bedeuten kann, dass den Altvordern irgendwie klar war, dass man mit allen Knochen geht. Nicht nur mit den Beinen, sondern mit den Gebeinen.

Wie geht ein Mensch, der als Behinderter mit viel zu kurzen Beinen auf die Welt gekommen ist? Ginge er nur mit den Beinen, würde er kaum vorwärts kommen. Also geht er mit den Gebeinen: der Wirbelsäule, dem Rücken und dem Becken. Möglicherweise finden wir einen solchen Menschen nicht umwerfend schön. Aber er geht schön. Er geht im Grunde so wie die Models auf dem Catwalk: ganzkörperlich, aus dem Becken heraus. Die Models machen das, weil sie auf ihren Körper aufmerksam machen wollen. Der Mensch mit den zu kurzen Beinen, weil er nicht anders kann.

Wer hinkt, muss natürlicher gehen

Klingt paradox, und das ist es auch. Aber es ist etwas dran: Wer hinkt, verändert sein Gehen, um einen Mangel zu kompensieren. In so einer Lage kann der Mensch nicht mehr auf seinen unökonomischen Gewohnheiten sitzen bleiben, er muss Besseres suchen, kreativ werden. Und es ist wahrscheinlich, dass er sich dann mit dem ganzen Körper bewegt, weil er seine Verletzung nur auf diese Weise ausgleichen kann. Wer sich eine Verletzung zuzieht und dann hinken muss, geht also in einem gewissen Sinn natürlicher, als er sich womöglich vorher bewegt hat.

Ähnlich funktionieren übrigens die Masai-Schuhe. Das sind Übungsschuhe mit gebogenen Sohlen, als ob diese Teil eines Rades wären. Dadurch ist die Auftrittsfläche instabil. Um das abzufangen, muss man sich mit dem ganzen Körper bewegen. Mit diesen Schuhen wird es schwer, nur noch isoliert mit den Beinen zu gehen, weil man nicht mehr auf den Fersen auftreten kann. Und ganz allgemein animieren solche Schuhe, uns mit dem Gehen zu beschäftigen und neue Wege für das bessere Gehen zu finden.

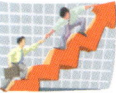

Helfer für das Gehen   11–14

⇢ Der goldene Faden von GENTLE RUNNING. Stell dir vor, er ist an deinem Kopf befestigt und er zieht dich hinauf. Was ändert sich? Du wirst größer werden, in Vorlage kommen und von selbst kleinere Schritte machen.

⇢ Wenn du das bessere Gehen systematisch trainierst, leg zwischendurch immer wieder für ein paar Minuten einen Hopserlauf ein,

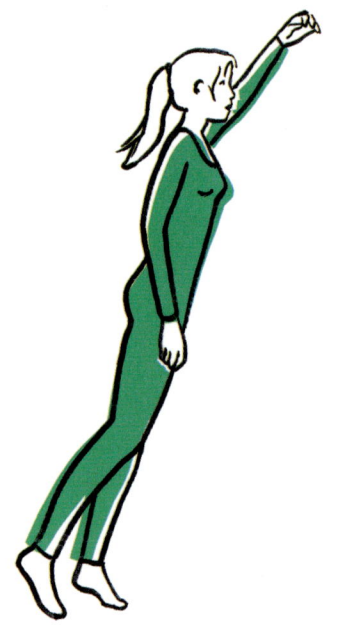

etwas aus der Welt der Kinder: laufen und stets einen Zwischenschritt machen. Der Hopserlauf ist irgendwo zwischen Laufen, Gehen und Springen angesiedelt.

→ Anlaufen und so tun, als ob du einen Fußball ins Tor schießen oder eine Bowlingkugel die Bahn hinunterschieben würdest.

→ Wie auf dem Catwalk extrem aus den Hüften gehen, aber den Kopf ganz gerade schweben lassen, so, als ob du auf ihm wie die Afrikanerinnen eine Last tragen würdest.

Geliebte High Heels

Manche ziehen sie nie aus

Susi kommt ins Laufseminar. In Stöckelschuhen. Das wäre ja okay, aber sie hat keine anderen Schuhe mit. In einem ordentlichen Laufseminar wird aber mehr gelaufen als über das Laufen geredet. Wie soll man sich sonst mit dem Laufen auseinander setzen? Susi sagt, sie wohne nicht weit, sie komme gleich mit Laufschuhen wieder.

Sie kommt nicht mehr. Obwohl sie das Seminar im Vorhinein bezahlt hatte. So sehr liebt sie ihre Stöckelschuhe. Verständlich, Stöckelschuhe sind trendy und wohl auch sexy, aber beim Gehen nicht sehr zweckmäßig. Und schon gar nicht beim Laufen.

„Wonderful, they last longer than sex"

Das soll Madonna bei einem Besuch ihres Lieblingsschuhmachers Manolo Blahnik gesagt haben. Und: „Frauen durchstöbern die Welt nach Schuhen, die ihr Herz begehrt, Männer fallen ihnen zu Füßen." Das hat die Zeitschrift ‚Vogue' irgendwann einmal geschrieben. Natürlich wissen wir, dass Stöckelschuhe Frauen verwandeln können, ihr Selbstbewusstsein ebenso wie ihre Körperformen. Und wir gehen auch davon aus, dass frau weiß, wie ungesund diese schönen Dinger sind, sie aber dennoch trägt, ohne Rücksicht auf Hallux und Ischiasprobleme. Und da sollen wir uns noch wichtig machen?

Wir versuchen es, legen aber alle geforderten Eide darauf ab, dass wir keiner Frau ihre Stilettos vermiesen wollen.

Verwirren Stöckelschuhe den Geist?

Wenn du barfuß oder in guten Schuhen gehst, neigt sich das Sprunggelenk am Ende eines Schrittes nach hinten, und zwar genau in dem Augenblick, bevor sich der Fuß in der Schlussphase des Abrollens hinter dem Körper vom Boden abhebt, um nach vorn zu pendeln. Probiere es einmal aus, dann verstehst du es.

Diese Sprunggelenkneigung dauert nur den Bruchteil einer Sekunde, und sie ist außerdem nicht statisch, sondern Teil einer Bewegung. Füße in Stöckelschuhen haben diese Neigung hingegen ständig. Der Fuß steckt im Stöckelschuh mit genau jener Sprunggelenkhaltung, die er sonst nur ganz kurz am Ende eines Schrittes hat. Und im Gegensatz zum ganz normalen Gehen wird das Sprunggelenk im Stöckelschuh kaum bewegt. Und wie jede Bewegung wird auch jede Nichtbewegung dem Gehirn mitgeteilt. Füße in Stöckelschuhen melden also ständig dieselbe Botschaft nach oben, nämlich dass das Bein gerade am Ende eines Schrittes angekommen ist, was das arme Gehirn ziemlich verwirren muss. Und diese Meldung kommt nicht nur von dem einen Sprunggelenk und dann vom anderen, sondern von beiden gleichzeitig – noch mehr Verwirrung. Schließlich wird die Meldung auch noch beim Stehen hinaufgeschickt, nicht nur beim Gehen – Chaos total im weiblichen Oberstübchen, jedenfalls bis es einigermaßen gelernt hat, damit umzugehen.

Oder nur den Körper?

Wir beteuern nochmals, keiner Frau die Freude an ihren High Heels vermiesen zu wollen. Daher zögerten wir lange, bevor wir uns doch entschlossen, einige der vielen Wehwehchen und ernsthaften Gesundheitsschäden aufzulisten, die überzeugten Stöckelschuhträgerinnen drohen. Doch macht es, bei aller Liebe zu den Stöckelschuhen, keinen Sinn, das zu verschweigen. Also zählen wir auf:

- Hohlkreuz: Bauch nach vorn, Kreuz hohl, Brust heraus, also Rückenlage. Damit sie nicht nach hinten fällt, muss die Frau zum Ausgleich den Kopf nach vorn strecken. Wer sich diese Haltung einmal angewöhnt hat, wird dann auch ohne Stöckelschuhe so gehen.

⋯⋯⟩ Rückenlage: Diese kann viele Organe beeinträchtigen und ganz unterschiedliche Folgen haben: Augenprobleme; Schilddrüse; Kehlkopf; durch gespannte Stimmbänder zu hohe Stimme; Kreuz- und Nackenschmerzen, weil der Kopf zu sehr nach vorn gedrückt wird; flache Brustatmung, dadurch vielleicht Magenprobleme, schlechtere Verdauung und Verstopfung; Menstruationsbeschwerden. – Arthrose, also Gelenksabnutzung; Bandscheibenprobleme; Hüftgelenksschmerzen; und natürlich Fußdeformationen, der berühmte Hallux zum Beispiel, oder eine Beschädigung des Mittelfußknochens.

Kleine Helfer für Stöckelschuhe   15–18

⋯⋯⟩ Dehnen: Mit dem halben Fuß auf einer Stufe stehen und leicht auf und ab wippen.

⋯⋯⟩ Greifen: Im Stehen oder Sitzen mit den Zehen ein Handtuch greifen und nach und nach unter die Füße schieben. Mit den Zehen krallen oder einen Bleistift aufheben. Oder Korken greifen.

⋯⋯⟩ Die Zehen auseinander strecken: Aus einer Papierserviette eine Rolle von einem Zentimeter Dicke machen, in einer Schlangenlinie durch die Zehenzwischenräume ziehen und eine Viertelstunde drinnen lassen. Am besten auch barfuß damit herumgehen und nachher spüren, wie breit und frei sich der Fuß jetzt anfühlt. Wenn du's noch genauer spüren willst: Mach das zuerst nur bei einem Fuß und vergleiche die beiden Gefühle. Wenn dir das mit der Serviette zu kompliziert ist, kannst du auch Zehenabstandshalter aus Schaumstoff nehmen. Es gibt sie in Parfümerien als Hilfe zum Lackieren der Zehennägel.

⋯⋯⟩ Wenn du oft Stöckelschuhe trägst, wirst du wohl auch eine ganze Sammlung davon haben, mit ganz verschiedenen Leistenformen und Höhen. Nutze das und tausche die Schuhe regelmäßig aus, damit du nicht ständig dieselben Nachteile trägst. Und es müssen ja nicht immer zehn Zentimeter hohe Stilettos sein. Manchmal tun es auch niedrige Pumps oder Ballerinas.

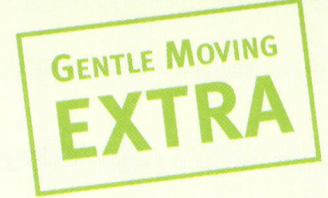

Linette aus Nairobi. Ein Gehwunder

Sie verkauft Holz auf dem Markt. Jeden Tag geht sie von ihrem Haus acht Kilometer zu ihrem Verkaufsplatz, und dabei trägt sie ihre Ware auf dem

Kopf. Dreißig Kilogramm. Das ist mehr, als bei uns diese verdammt schweren Zementsäcke wiegen. Dennoch schwitzt Linette beim Tragen nicht, und sie hat einen Gang, den man nur als schön bezeichnen kann. Linette ist fünfunddreißig; mit sechs hat sie begonnen, auf ihrem Kopf Lasten zu transportieren. Das ist ihr zur zweiten Natur geworden.

Natürlich hat das die Neugierde der Wissenschaftler geweckt. Sie ließen afrikanische Frauen, die das gewohnt waren, auf einem Laufband mit Lasten auf dem Kopf gehen und maßen ihren Sauerstoffverbrauch und die Herzfrequenz. Ergebnis: Bis zu zwanzig Prozent ihres Körpergewichts können die Frauen tragen, ohne dass sich etwas rührt. Erst darüber beginnen Puls und Sauerstoffverbrauch langsam anzusteigen. Als Kontrollgruppe Soldaten mit Marschgepäck: Diese verbrauchten von Anfang an mehr Energie als ohne die Rucksäcke. Daraus ist zu schließen, dass die Afrikanerinnen, ganz im Gegensatz zu den Soldaten, derart perfekt gehen, also auf der Schwerkraft ba-

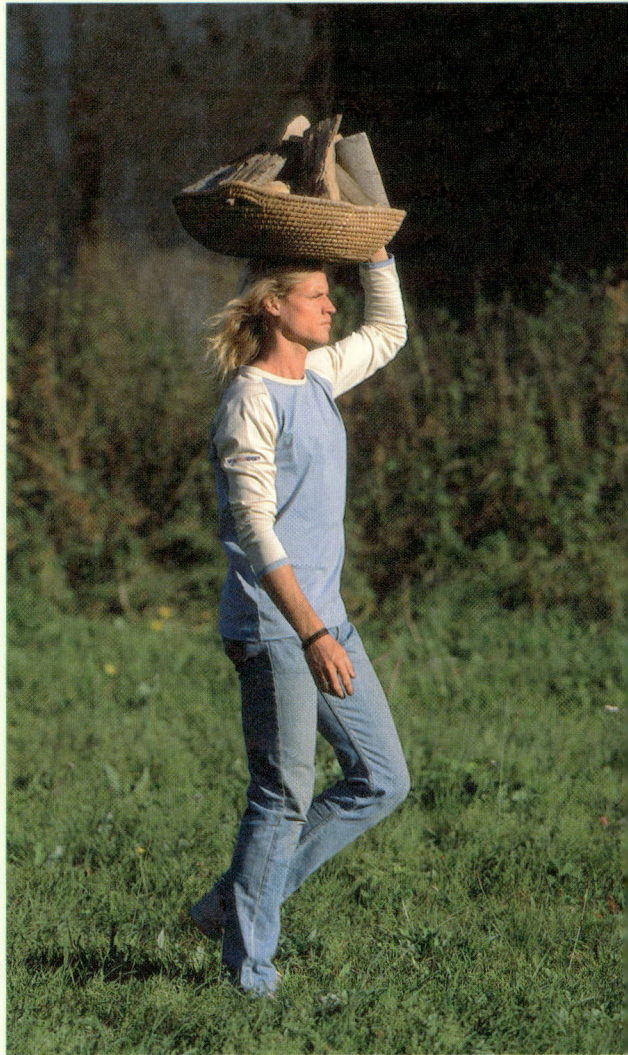

lancieren, dass ihre Muskeln, solange die Last unter zwanzig Prozent ihres Körpergewichts liegt, keine zusätzliche Arbeit leisten müssen. Und darüber auch nur wenig. Afrikanische Gehwunder?

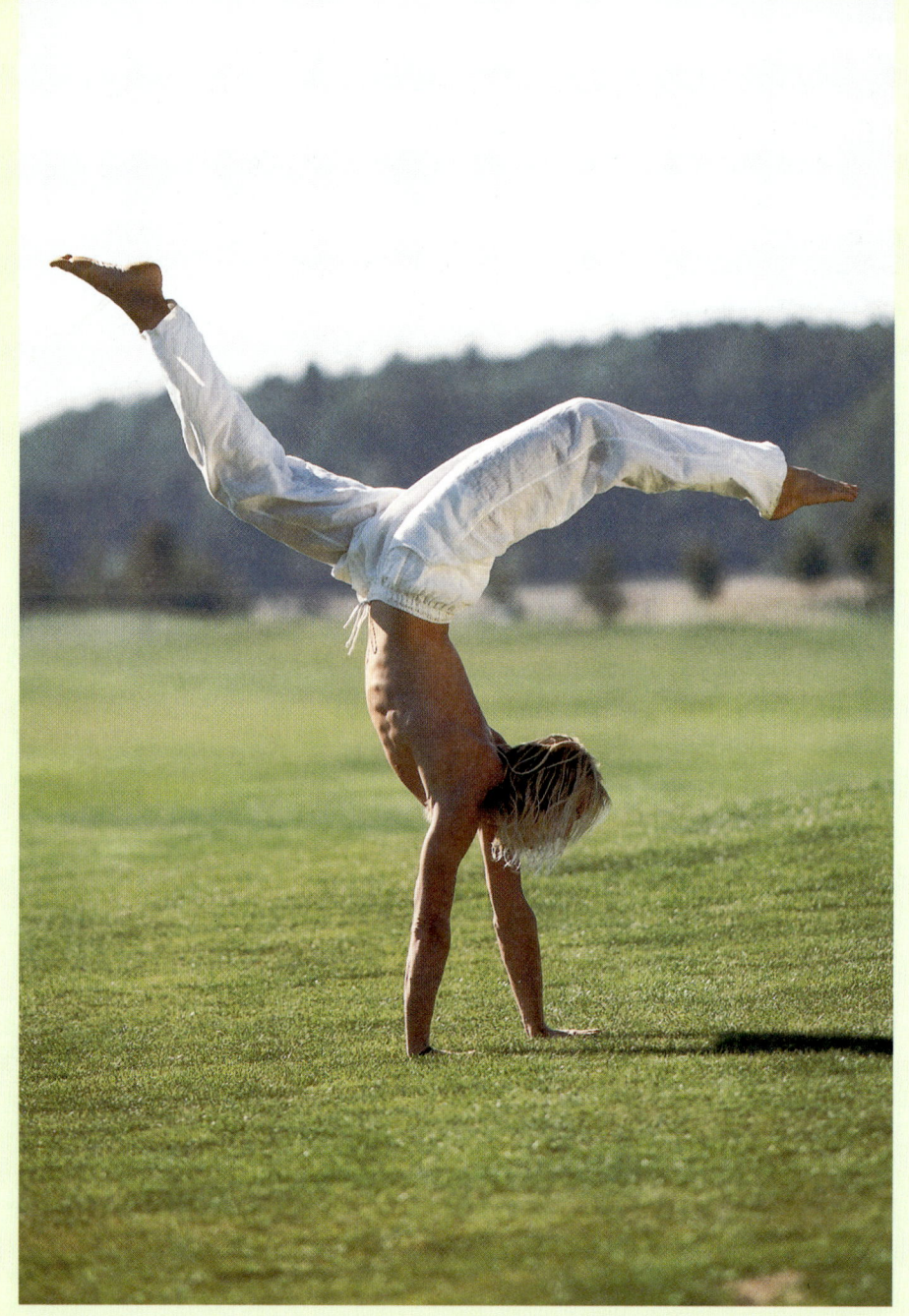

Ja, Gehwunder, aber seltsamerweise nur, wenn sie Lasten tragen. Dann setzen sie nämlich achtzig Prozent ihrer Energie in die Vorwärtsbewegung um und nur zwanzig Prozent in die Stabilisierung des Körpers. Bei den meisten anderen Menschen lautet dieses Verhältnis sechzig zu vierzig. Wenn die Afrikanerinnen aber keine Lasten trugen, kamen sie den Werten der anderen Menschen nahe. Warum das? Ganz einfach: Mit den Lasten auf dem Kopf können die Frauen es sich nicht leisten, mit großen Schritten in der energieaufwändigen Rückenlage zu gehen, weil sie sonst die Last verlieren würden. Daher gehen sie in Vorlage und laufen der Last, damit diese nicht herunterfällt, sozusagen nach: in kurzen Schritten und mit idealer Schwerpunktsetzung. Aber ohne Last gehen sie fast so mühsam wie wir alle. Ein Paradoxon: Wenn sie es schwer haben, gehen sie leicht. Und wenn sie es leicht haben, gehen sie schwer. Das scheint weit über das Gehen hinaus ein allzu menschliches Lebensprinzip zu sein.

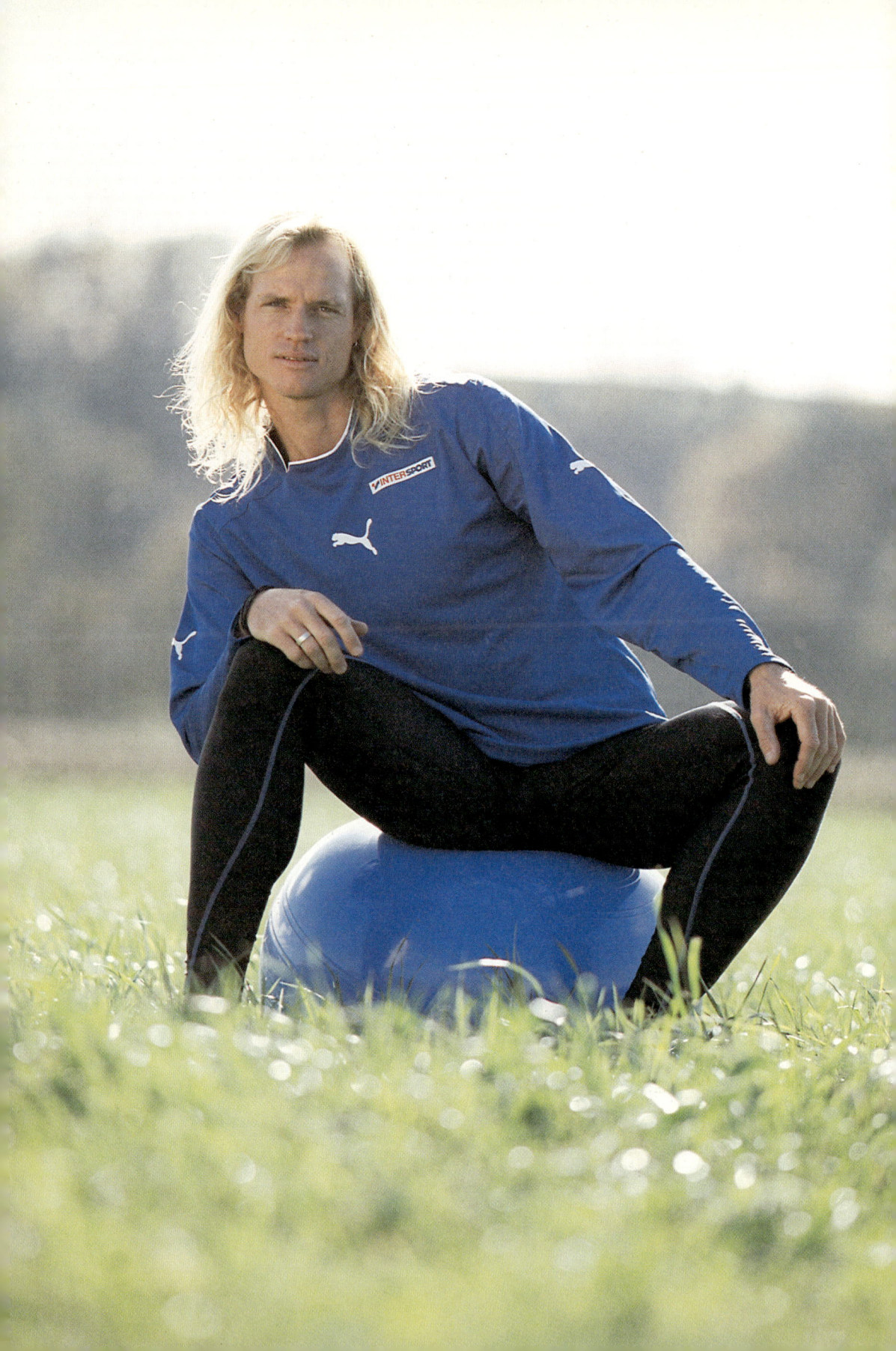

Sitzen lernen

„Das Haus ist eine Maschine zum Wohnen. Ein Sessel ist eine Maschine zum Sitzen."
(Le Corbusier, schweizerisch-französischer Architekt und Stadtplaner im 20. Jahrhundert)

DREI SITZSPÜRER

Worauf sitzt du?
 22

Auf dem Hintern, werden die meisten sagen. Aber was heißt das genau? Wahrscheinlich auf den Sitzknochen. Und vielleicht auch auf den Oberschenkeln und den Füßen.

Fragen: Werden beide Seiten gleich belastet oder nicht? Es muss nicht gleich sein, es geht nur um das Spüren. Und was würdest du jetzt machen, wenn du aufstehen wolltest? Schließ die Augen und spüre, wie du das vorbereitest, den Anfang der Bewegung. Machst du das eher nur über eine Seite oder gleichmäßig? Setzt du die Hände ein oder nicht? Und was machen die Füße? Alles Fragen, bei denen es nur darum geht, dass du dein Sitzen spürst, jedoch nicht um richtig oder falsch.

Sitztappen
23

Setz dich auf einen Stuhl, beuge dich nach vorn hinunter in Richtung Boden, leg die Hände vor dir flach auf den Boden und schieb sie langsam nach vorn. Dadurch wird dein Becken ebenso langsam hinaufdrehen. Mach das immer wieder. Du änderst dadurch dein Sitzgefühl und wirst sitzbeweglicher.

Sitzaugen machen
24

Stell dir beim Niedersetzen vor, dein Po hätte Augen, und diese würden, wenn du dich langsam niedersetzt, die Sitzfläche näher kommen sehen. Mach das ein paar Mal. Du wirst dich mit viel mehr Gefühl niedersetzen, dich nicht niederplumpsen lassen. Du wirst ganz von selbst in die

Stellung ‚Po aufs Klo' gehen, also beim Hinuntergehen das Becken nach hinten strecken. Mit den Sitzaugen wirst du dich so körperschonend niedersetzen, dass du die Bewegung jederzeit umkehren kannst, was ja das besondere Kennzeichen einer schonenden Bewegung ist. Beim Plumpsen könntest du das nie.

HAB KEIN SITZFLEISCH!

Stillsitzen ist passé

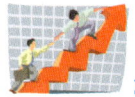

19

„Gib endlich Ruh! Hast du kein Sitzfleisch!?" Wer kennt sie nicht aus Kindertagen, diese Ermahnungen geplagter Eltern. Sie konnten ja nicht wissen, wie gut das Hinundherwetzen deinem Körper getan hat. Und übrigens auch heute noch tun würde. Es ist inzwischen eine Binsenweisheit, dass das Sitzen auf Stühlen keine körperfreundliche Haltung ist. Für die Wirbelsäule ist Sitzen anstrengender als Stehen oder Gehen, weil der Druck auf die Bandscheiben größer ist und weil die Muskeln vor allem am Rücken ganz besonders leicht verspannen. Das Hauptproblem ist nicht so sehr das Sitzen an sich, sondern das Stillsitzen. Besser ist bewegliches Sitzen, unruhiges Sitzen, also etwas, das in unserer Kultur eher verpönt ist. Und du solltest immer wieder aufstehen und ein paar Schritte machen. So können sich die Muskelanspannungen am besten wieder lösen. Wenn du dir dessen bewusst bist, wie sehr das Sitzen deinen Körper belastet, kannst du dich immer wieder beobachten und zwischen möglichst spannungsfreien Sitzpositionen wechseln. Also, gib keine Ruh und hab kein Sitzfleisch!

Kleiner Helfer Wunderstuhl?

20

Viele haben wir schon kommen und verstauben gesehen. Keiner war ein Wunder. Seit einiger Zeit bauen die Sesselbauer die Stühle immer mehr der Körperform nach. Körpergerecht wird das genannt, obwohl eher das Gegenteil wahr ist. Die Konstrukteure nehmen offenbar an, der Mensch müsse möglichst unbeweglich sitzen, eingemauert sozusagen, und der Sessel soll das unterstützen. Immer mehr wird dieses Konzept im Detail verbessert und der Sessel dadurch verschlechtert, weil er die Beweglichkeit weiter einschränkt. Oder das Gegenteil ist angesagt, und es gibt einen Kniesessel. Im ersten Augenblick hat der malträtierte Sitzmensch darin ein neues und daher scheinbar besseres Gefühl. Aber bald tauchen andere Probleme auf: Knieschmerzen und Blutstauungen.

Da das Sitzen nur einigermaßen erträglich ist, wenn du ständig in Bewegung bist, gibt es in Wahrheit nur ein Wundergerät: einen Stuhl, der dir möglichst viel Bewegungsfreiheit lässt und diese weder durch Schalen, Stützen, zu viel Polsterung oder falsche Sitzhöhe einschränkt. Also ein Sessel, auf dem du dich vor allem frei kreisend in alle möglichen Richtungen bewegen kannst. Diesen Stuhl kennst du, aber du schätzt ihn wahrscheinlich eher gering: Es ist der gute, alte und einfache Hocker. Einer mit dünner Auflage und, wenn du willst, mit einer ganz einfachen Lehne, die deine Bewegungen nicht behindert.

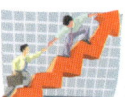

Kleiner Helfer Sitzball 21

Ja, das ist ein ideales Trainingsgerät. Der Sitzball bietet eine instabile Sitzfläche, die dich in Bewegung hält. Er zwingt dich regelrecht zur dauernden feinen Bewegung. So arbeiten die Muskeln ständig ein bisschen. Sie wechseln zwischen Spannen und Entspannen, sie verspannen also nicht, werden nicht fest und tun daher nicht weh. Muskelschmerzen entstehen nämlich unausweichlich beim Stillhalten, weil die Muskeln immer angespannt sind und zu wenig loslassen können. Auf dem Sitzball wirst du spielerisch und mit Spaß an der Sache ganz von selbst wieder lernen, neue Wege für das bessere Sitzen zu finden. Und du könntest ihn zwischendurch vielleicht sogar als reguläre Sitzunterlage verwenden, vor dem Fernseher zum Beispiel. Oder im Büro, gelegentlich kannst du ihn unter dem Arbeitstisch hervorrollen. Und billig ist so ein Sitzball auch noch.

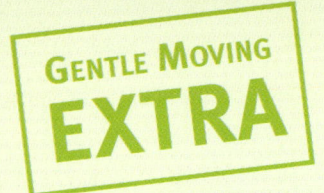
Der Beckenboden

Von Gastautorin Benita Cantieni

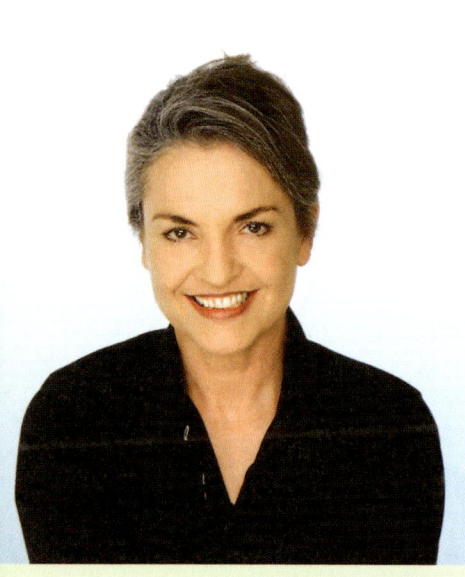

Vor ungefähr vier Millionen Jahren tat der Mensch den entscheidenden Schritt zum Menschsein: Er richtete sich auf. Ein Schritt, der die Evolution vor große Aufgaben stellte, darunter diese: Aus der Bauchwand musste ein Bauchboden werden, ein tragfähiges muskuläres Zwischenstockwerk im Hochhaus Mensch. Zugleich ein Fundament für den an der Wirbelsäule aufgerichteten Torso. Das Resultat ist ein Meisterwerk: der Beckenboden. Eine mehrschichtige Muskelplatte, die das knöcherne Becken unten abschließt oder öffnet, je nach Situation. Außerdem schützt, stützt und bewegt der Beckenboden das Becken.

Noch vor zehn Jahren sprach kein Mensch vom Beckenboden, heute streiten sich die Anatomie-Experten, ob er nun aus drei oder gar aus vier Schichten bestehe. Dich soll das nicht kümmern. Du kannst deinen Beckenboden leicht und sicher aufspüren und mit den umliegenden Muskeln an Rücken, Bauch, Hüften, Beinen vernetzen. Das Prinzip funktioniert wie bei Feldenkrais: Haltung und Bewegung wahrnehmen und dann das Muster verändern.

Die innerste, größte Schicht der Beckenbodenmuskulatur besteht aus sechs Muskeln, die sich symmetrisch und wie Fächer anordnen, sie erstrecken sich vom Schambein zum Kreuzbein und sind seitlich mit den Sitzbeinhöckern verbunden. Wird dieser Muskelverbund nicht gebraucht, so verkümmert er, hängt durch. Das Becken verliert seine Form und an Geschmeidigkeit, es wird steif, und die Gelenke verknöchern. Bei Männern führt der ausgeleierte Beckenboden zu Hämorrhoiden, Prostatavergrößerung, Leistenbrüchen, Impotenz – in dieser Reihenfolge. Bei Frauen zu Inkontinenz, Organsenkungen, sexueller Unlust. Bei beiden Geschlechtern sind diffuse Rückenschmerzen, Beschwerden der Hüftgelenke,

der Knie und der Füße erste Anzeichen des vernachlässigten Beckenbodens: Was der Beckenboden nicht mehr hält, lastet schwer auf den
Füßen und den Beinen.

„Wo war denn dieser Beckenboden all die Jahre, warum tut er seine
Arbeit nicht automatisch, wie andere Muskeln auch?", fragte Brigitte kürz-
lich ganz erbost während einer Privatlektion. Meine Theorie: Weil die
Beckenbodenmuskulatur in der Menschheitsgeschichte relativ jung ist,
wird er über einen jungen Teil des Gehirns dirigiert, den so genannten
Neocortex. Die Erinnerung an die Beckenbodenmuskulatur setzt mit den
ersten Gehversuchen des Kindes ein, jetzt wird es unabhängig von
Pampers & Co., erst jetzt kann es Pipi und Stuhl halten. Wird das Kind in
seinem unbändigen Bewegungsdrang unterstützt und gefördert, so bleibt
auch sein Beckenboden aktiv. Wird es dagegen gebremst und korrigiert
und zum Stillsitzen ermahnt, so verliert das Kind bald seine wunderbare
Kreatürlichkeit, es misstraut seiner Wahrnehmung und beginnt, andere zu
imitieren: die Mutter, den Vater, Bruder, Schwester.

Der Neocortex „vergisst", was nicht gebraucht wird. Der junge Beckenboden bleibt auf der Strecke. Bei Mädchen früher als bei den Jungen:
Das herrschende Schönheitsideal auf Stöckelschuhen, mit hochgezo-
genen Schultern, verrenkten Hüften ist bescheuert und alles andere als
beckenbodenfreundlich. Männer ziehen später nach, dafür gründlich.

„Und insgesamt muss der Körper heute doch auch viel länger halten als
früher", sagte Brigitte abschließend. So ist es, in hundert Jahren hat sich
die Lebenserwartung mehr als verdoppelt. Wir müssen uns nicht mehr
dem Klima anpassen, der Nahrung, der Geografie. Wir haben die Möglichkeit, die Freiheit und meiner Ansicht auch die Verantwortung, Evolution in die Zukunft zu projizieren: So gesund, stark und beweglich möchte ich mit achtzig sein. Sinnvolles Beckenbodentraining ist eine Investi-
tion in diese Zukunft.

Wahrnehmungsübung für den Beckenboden

Du kannst diese Übung immer wieder machen, wenn du auf einem Stuhl
sitzt. Aber du brauchst Geduld. Es wird nicht alles auf einmal gehen, und
es wird eine Zeit lang dauern, bis du alles beherrschst.

25

⟶ Am Anfang: Du sitzt am vorderen Rand eines Stuhles.

⟶ Füße hüftweit auseinander, das Knie genau über der Ferse.

⟶ Den Scheitel zur Decke hochziehen, das Steißbein nach unten dehnen.

⟶ Die Fersen kurz und leicht in den Boden schieben. Nur das.

⟶ Nichts anderes. Zehen bleiben am Boden, der Atem fließt.

⟶ Schieben.

⟶ Lösen.

⟶ Schieben.

⟶ Was du an der Basis des Gesäßes spürst, sind deine Sitzbeinhöcker, die von der Beckenbodenmuskulatur näher zueinander gezogen werden.

⟶ Jetzt einbeinig: Die linke Ferse in den Boden schieben, die rechte, die linke.

⟶ Du bewegst jetzt die Hälften des Beckenbodens.

26

⟶ Steigerung: Schieb die Ferse in den Boden und den Sitzhöcker auf der gleichen Seite fest in die Stuhlfläche.

⟶ Links, rechts, Achtung: der Oberkörper bleibt aufgespannt und gerade, links, rechts.

27

⟶ Mehr Steigerung: Ferse in den Boden schieben, den Sitzhöcker in die Stuhlfläche pressen, den Fuß mit der Beckenbodenkraft ein paar

Zentimeter vom Boden heben, kurz halten, Seite wechseln.

⋯⋯> Wenn du diese Übung jeden Tag ein paar Mal machst – beim Frühstück, im Büro, im Kino –, wirst du schon nach ein paar Tagen spüren, wie sich dein Beckenboden kraftvoll in deinen Alltag einmischt.

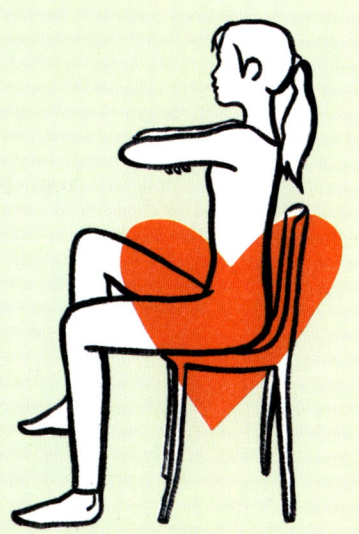

Benita Cantieni, **www.cantienica.de**, +41 (0)1 3887272, Autorin des Beckenbodenbuches *Tiger Feeling garantiert!*, Südwest Verlag, und mehrerer anderer Fitnessbücher. Herausgeberin der Zeitschrift „Shape".

Benita: „Vor fünfundzwanzig Jahren interviewte ich als junge Journalistin Moshé Feldenkrais. Ich sah ihm zu, wie er mit mongoloiden Kindern arbeitete, und fragte ihn in jugendlichem Übermut: Warum? Moshé sagte: ‚Hör zu, Kleine, ich habe nie Warum gefragt. Warum ist die einzige dumme Frage, die es gibt. Mich interessiert nur das Wie.' Der Satz hat mich jahrelang verfolgt, bis ich vor ein paar Jahren selbst vom dummen Warum beim demütigen Wie angekommen bin."

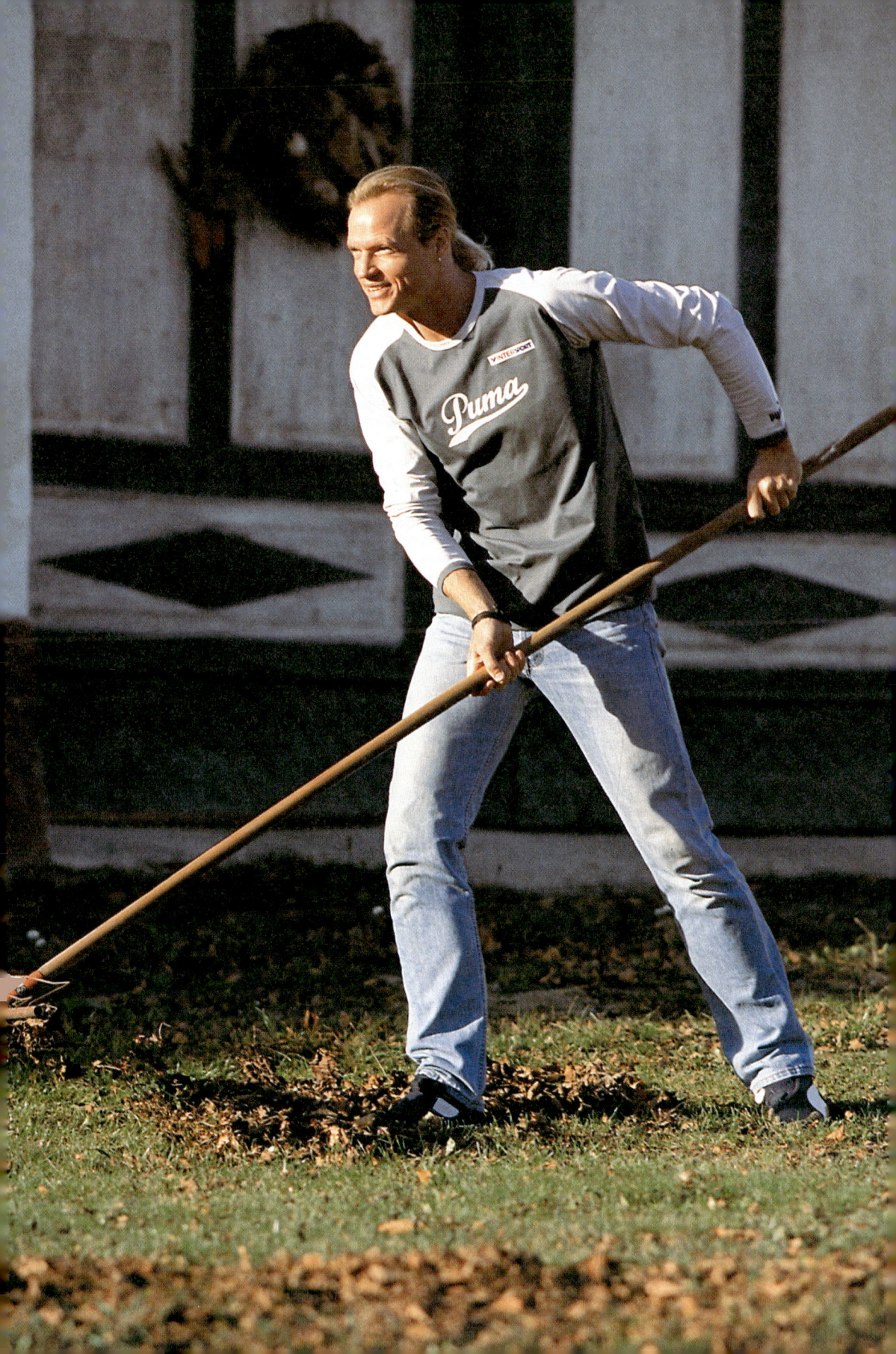

Kleine Helfer für den Alltag

„Luft und Bewegung sind die eigentlichen geheimen Sanitätsräte."
(Theodor Fontane, deutscher Dichter im 19. Jahrhundert)

Für Leute, die immer stehen müssen

Stillgestanden! Der Körper passt sich zwar an, aber durch Degeneration: Die Füße werden platter, die Muskeln werden steifer und verspannen am ganzen Körper – eine verlangsamte Blutzirkulation kann die Folge sein. Letzteres dadurch, dass die bewegungsarmen und verspannten Beinmuskeln ihren Venenantrieb weitgehend einstellen: erweiterte Venen, Krampfadern, Thrombosegefährdung.
Hier einige Kleine Helfer dagegen:

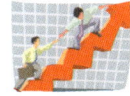 22–26

⤍ Mehrere Paar Schuhe mit ganz verschiedenen Leisten am Arbeitsplatz stehen haben und während des Arbeitstages wechseln.

⤍ Die Füße immer wieder nach außen drehen, also auf die Fußkanten, und dann nach innen: hin und her.

⤍ In leichter Grätsche den Oberkörper und die Arme nach unten hängen lassen und ein wenig hin und her schwingen. Das hilft gegen Verkrampfungen an Rücken, Schultern und Nacken.

⤍ Auf den Zehen wippen: Das aktiviert die Beinmuskeln, dadurch springt auch die Venenblutpumpe wieder an.

⤍ Nach der Arbeit: Beine hochlagern. Fußsohlen massieren, zum Beispiel beim Fernsehen mit dem sehr praktischen Fußmassageroller. Das entlastet die Beine und die Venen und verbessert den Blutkreislauf.

Für Leute, die immer sitzen müssen

Wie beim Stehen geht es auch hier darum, sich immer zu bewegen. Und auch die Beschwerden beim dauernden Stillsitzen sind dieselben wie beim Stillstehen. Einige Kleine Helfer dagegen:

→ Einen Stuhl verwenden, der viel Bewegung zulässt, also eigentlich keinen Schalensitz, sondern eine einfache, den Körper nicht umfassende Sitzfläche. Ideal wäre es, wenn du zwischendurch auf einen Sitzball wechseln könntest. Wenn das nicht möglich ist, könntest du vielleicht ein aufblasbares Kissen auf den Stuhl legen. Das animiert die ständige Bewegung.

→ Eine Fußauflage verwenden, also einen Schemel.

→ Füße besser nicht ständig überkreuzen. Und wenn du das doch tun willst, dann wechsle immer wieder.

→ Gewicht nach vorn legen: auf den Beckensitzknochen sitzen. Aber besser nicht Kreuz hohl.

→ Arbeitsbewegungen über den Tisch nicht nur mit den Armen machen, sondern aus dem drehenden Becken heraus unterstützen.

→ Zwischendurch die Knie immer wieder einmal weit aufmachen und schließen. Mehrmals.

→ Im Sitzen oder Stehen mit dem Becken kreisen. Immer wieder aufstehen und sich die Füße vertreten, zum Beispiel beim Telefonieren.

→ Zwischendurch Fußgymnastik machen: schnelles Zehenwippen, Fußballen heben, auf den Fußkanten rollen, fußkreisen mit abwechselnd den Zehen und den Fersen auf dem Boden.

→ Ein Stehpult? Wie wäre es, wenn du dir eine Kombination aus Sitz- und Steharbeitsplatz zulegen würdest. Also neben dem klassischen Schreibtisch ein Stehpult aufstellen. Telefonieren, besprechen, Post und Ablage bearbeiten, lesen, schreiben, diktieren und denken – warum eigentlich nicht am Stehpult? Zwischendurch immer wieder ein paar Minuten Stehen entlastet deine Sitzfron. Die Abwechslung würde dir gut tun.

Vom Sessel aufstehen 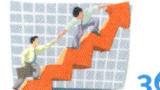 36–38

Ist oft schwer genug, aber du kannst dir's leichter machen. Hier ein paar
Tipps:

⟶ Füße etwas näher zum Sessel stellen, dann geht's meistens leichter.
⟶ Stell dir vor, du stehst auf und willst einen Schritt nach vorn
machen. Du kannst ihn machen, musst aber nicht, es geht um die
Vorstellung. Diese beeinflusst nämlich deine Körperhaltung nach
vorn, und so geht's meistens noch leichter.
⟶ Füße vor dem Aufstehen leicht anheben, dadurch geht der Körper
nach hinten. Dann die Füße flott auf den Boden stellen und aus dem
Gegenschwung heraus aufstehen. Wenn du das verinnerlicht hast,
brauchst du das Füßeaufheben nur noch anzudeuten.

Und ein Spürer mit einer Waage 28

⟶ Auf den Boden vor dem Sessel eine mechanische Waage stellen. Hinsetzen und die Füße leicht draufstellen. Dann aufstehen. Der Zeiger
sollte langsam nach oben gehen und nicht über dein Körpergewicht
ausschlagen. Sonst war das Aufstehen nicht gentle – es würde
Energie vergeudet.

Auf den Sessel setzen 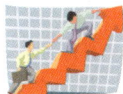 39

Viele Leute lassen sich auf den Stuhl fallen. Sie plumpsen auf die
Sitzfläche wie ein Kartoffelsack. Versuche es ein wenig mit dem Zwei-
schritt und du wirst sehr schnell die Methode ‚Po aufs Klo' entdecken.
Wenn du wieder aufstehen willst, die Füße näher zum Stuhl stellen. Das
mach dann auch beim Niedersetzen: Ideale Bewegungen gehen immer in
beide Richtungen gleich.

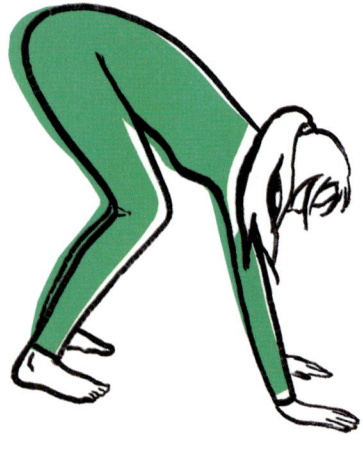

Sich auf den Boden niederlassen 40

Überraschenderweise ist diese komplexe Bewegung, wenn sie geschmeidig und schonend sein soll, wenn man sich also nicht nur fallen lässt, schwieriger als das Aufstehen. Die meisten Menschen gehen mehr oder weniger gerade in die Knie, und irgendwie gelingt es ihnen, den Boden zu erreichen. Sie machen das in sich zusammenfallend, weil sie aus Angst vor einer Rückenüberlastung verinnerlicht haben, dass der Rücken möglichst gerade bleiben sollte. Der Schlüssel ist aber wieder ,Po aufs Klo', jedoch weiter ausgebaut. Also: Rücken beugen, Po nach hinten strecken, Arme fallen lassen und dann Knie beugen, bis sich die Brust den Oberschenkeln angenähert hat. Hände zum Abstützen auf den Boden legen, dann mit den Knien auf den Boden und schließlich auf die Seite wegdrehen zum Sitzen oder Liegen. Eines geht ins andere über. So kannst du zum Beispiel das Wegdrehen schon einsetzen, bevor die Knie ganz auf dem Boden sind.

Vom Boden aufstehen 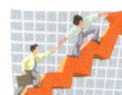 41

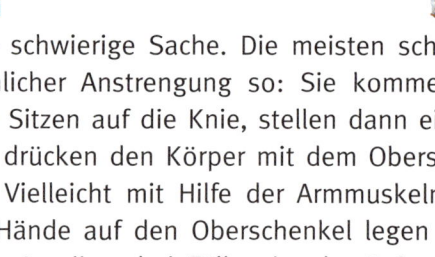

Eine schwierige Sache. Die meisten schaffen es mit ziemlicher Anstrengung so: Sie kommen irgendwie vom Sitzen auf die Knie, stellen dann einen Fuß auf und drücken den Körper mit dem Oberschenkel hinauf. Vielleicht mit Hilfe der Armmuskeln, indem sie die Hände auf den Oberschenkel legen und mitdrücken. In allen drei Fällen ist der Fuß, mit dem der Körper hinaufgedrückt wird, viel zu weit vor dem Körperschwerpunkt, dieser liegt zu weit hinten, also wieder Rückenlage. Dadurch hoher Kraftaufwand und entsprechende Belastung für alle Teile.

Wir suchen eine bessere Möglichkeit: Vom Sitzen über die Körperachse so wie kleine Kinder auf allen vieren drehen, also auf Händen und Knien. Dann Hände in der Nähe der Knie auf den Boden legen, Zehen aufstellen.

Schließlich das Becken mit Hilfe der Hände, die den Körper vom Boden wegdrücken, schräg nach hinten oben werfen und aufstehen. Wichtig ist: Becken schräg nach oben, dann geht's am besten.

Etwas vom Boden aufheben

42

In jüngeren Jahren, wenn alles noch leicht geht, beugen viele Menschen mit mehr oder weniger gestreckten Beinen einfach den Rücken und greifen zum Boden. Armer Rücken, er muss mit aller Kraft seine Muskeln verspannen und dagegenhalten, damit der Mensch nicht umfällt. Das begreifen wir irgendwann einmal, und dann fallen viele ins andere Extrem: Sie gehen kerzengerade in die Knie und wieder hinauf. Jetzt werden die Oberschenkelmuskeln und die Knie strapaziert.
Die Wahrheit liegt in der Mitte, wieder einmal bei ‚Po aufs Klo': Beuge beides, den Rücken und die Knie, schieb den Po nach hinten und greife zum Boden. Vielleicht können sich deine Hände abstützen, an einem Möbelstück zum Beispiel. So kannst du etwas ohne Anstrengung aufheben.

Die Stiegen hinauf

43

Eher nicht so: Den Fuß auf die Stufe stellen, dann so und so viele Kilo in Rückenlage hinaufdrücken. Kein Wunder, wenn der Aufzug schließlich einen neuen Kunden bekommt, obwohl gerade das Stiegensteigen als ganz wertvolles Training leicht in den Alltag eingebaut werden kann. Probiere einmal, dich die Stiege richtiggehend hinauffallen zu lassen: Körper nach vorn, strecke dich dabei, mach dich also größer, und federe dann Stufe für Stufe hinauf. Das funktioniert am besten, wenn du deinen Blick nicht auf die Stufen unter dir, sondern die Stiege hinauf richtest. Die Augen ziehen den Körper bei allen Bewegungen mit. Für die richtige Vorlage kannst du einen Retourtest machen: Dreh die Bewegung um, geh also ein paar Stufen rückwärts hinunter. Du wirst dann deinen Körper ganz von selbst genau in die Vorlage bringen, die er beim Hinaufgehen einnehmen sollte.
In Wims Seminaren wird beim Stiegensteigenlernen oft gefragt, wie man die Füße auf die Stufen stellen soll: mit der ganzen Sohle oder nur die

vordere Hälfte? Der Grundsatz, Rückenlage immer zu vermeiden, gibt die Antwort: Je weiter vorn der Fuß auf der Stufe steht, desto mehr wirst du mit dem Oberkörper nach hinten gehen müssen. Also besser nur die vordere Hälfte der Sohle möglichst körpernah aufsetzen. Dann die Ferse nach unten drücken, dadurch wird das Kniegelenk nach hinten gedrückt, und du gehst hinauf.

Und die Stiegen hinunter

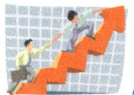

44

Das wird wohl von selbst gehen – oder!? Schon, es geht leichter. Aber man kann so hinunterhämmern, dass es für die Knochen auch nicht das reine Vergnügen ist. Also versuche, dich nicht von Stufe zu Stufe fallen zu lassen, sondern jeden Aufprall federnd abzufangen und nicht zu lange auf dem Fuß zu bleiben; das ist wichtig. Je kürzer der Fuß belastet wird, desto geringer ist der Verschleiß. Das gilt für jede Abwärtsbewegung, auch beim Laufen oder Bergwandern. Am besten wäre es, die Treppen hinunterzulaufen. Dann wäre der Aufprall am schwächsten. Manche Dynamiker tun das ja auch, und es sieht richtig gut aus. Übrigens: Kinder machen das häufig, das muss einen Grund haben. Schließlich sind sie körperintelligenter als wir.

Etwas tragen

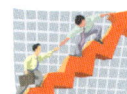

45

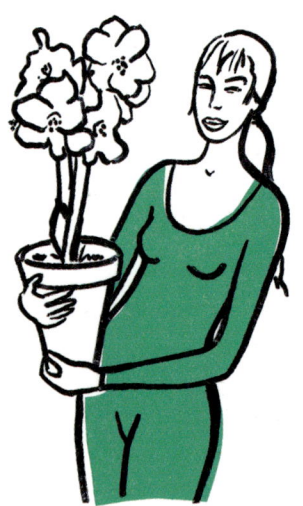

Alles, was zu tragen ist, möglichst körpernah halten, das ist das Wichtigste. Am besten ist es, die Last mit beiden Händen an das Becken zu halten, dann betont aus dem Becken zu gehen und das Gewicht mit dem Becken mitzudrehen. Also nicht steif gehen und die Last steif halten. Einseitiges Tragen ist für den Körper besonders ungünstig. Daher wäre es am körperfreundlichsten, wenn du eine schwere Reisetasche auch am Becken tragen oder deren Inhalt auf zwei leichtere Taschen aufteilen würdest. Es ist sogar günstiger, zwei schwere Taschen links und rechts zu tragen, als nur eine gleich schwere auf einer Seite. Kauf größere Gepäckstücke nur noch mit Rollen.

Staubsaugen und kehren 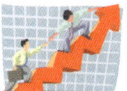46

Viele Hausfrauen und Hausmänner machen ihre Bewegungen nur aus den Armen. Die Muskeln am Rücken können sich nicht mitbewegen, sie müssen nur dagegenhalten, verspannen sich und tendieren zu Verkürzungen und Kreuzschmerzen. Wieder einmal: Bewege dich mit dem ganzen Körper, auch beim Staubsaugen. Bei Rechtshändern linker Fuß nach vorn, bei Linkshändern rechter Fuß nach vorn, und jetzt den Staubsauger aus dem drehenden Becken und dem von selbst mitdrehenden Oberkörper heraus vor- und zurückschieben. Der Arm wird so nur wenig bewegt, der ganze Körper leistet die Arbeit, und die Belastung teilt sich in viele kleine Einzelportionen auf, die kaum zu spüren sind. Wer den Teppich auf diese Weise reinigt, verbindet das Staubsaugen mit einer angenehmen Lockerungsübung.

Eine Flasche öffnen 47

Vor allem Rechtshänder machen es sich schwer, wenn sie eine Flasche mit Drehverschluss so aufmachen, wie sie es normalerweise tun: nämlich die Flasche mit der linken Hand festhalten und dann den Verschluss mit der rechten aufdrehen. Das funktioniert, ist aber keine günstige Bewegung, weil das Handgelenk dafür nicht gebaut wurde. Es hat bei dieser Bewegung nur einen geringen Radius.

Daher eine bessere Lösung für Rechtshänder: Die Flasche in die rechte Hand nehmen, die linke Hand an den Verschluss, und beide Hände drehen jetzt Flasche und Verschluss gleichzeitig in die jeweilige Gegenrichtung. Das geht viel leichter, und es schenkt dir dadurch ein angenehmeres, ja eleganteres Körpergefühl.

Linkshänder sollten so zudrehen.

Eine schwere Tür aufziehen 48

Wieder mit dem Becken: Also die Tür nicht nur mit dem Arm aufziehen, sondern aus einer Hüftdrehung heraus. Sagen wir, die Türschnalle ist rechts: Nimm den Türgriff mit der linken Hand, dreh dann den Körper über den rechten Fuß von der Tür weg und nimm diese einfach mit. Ist die Türschnalle links, dann seitenverkehrt.

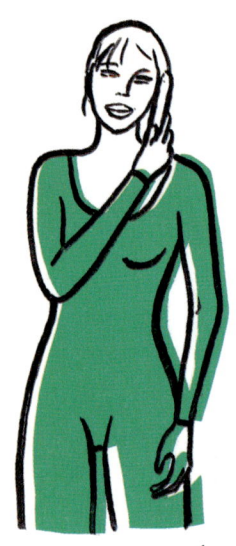

Telefonieren

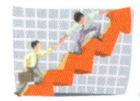

49

Eine Überkreuzlösung: Den Hörer mit der Hand an das Ohr auf der anderen Körperseite halten. Und immer wieder wechseln. Bei Überkreuzbewegungen greifst du mit den Armen oder Beinen über die Körpermitte, das mag der Körper. Manche Menschen telefonieren stundenlang. Verspannungen bei den Schultern und im oberen Rücken sind häufig. Dauertelefonierern legen wir technische Hilfsmittel ans Herz, Headsets oder Ohrstöpsel zum Beispiel. Für Handys gibt's das inzwischen auch kabellos mit Funk. Wenn du den Hörer während des Gesprächs zwischen Kopf und Schulter einklemmst, unbedingt immer wieder die Seite wechseln. Und wenn du es schaffst, beim Läuten des Telefons nicht jedes Mal hochzufahren, sondern den Hörer ohne Hektik und Atembeschleunigung gelassen in die Hand zu nehmen, dann erreichst du viel für dein Wohlbefinden. Ebenso, wenn jemand an der Türglocke läutet.

Die Sache mit der Maus

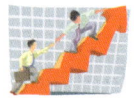

50

Am PC halten viele die Maus zu weit weg vom Körper. Stundenlang verstoßen sie jeden Tag gegen den Grundsatz, dass sich die Arme bei jeder Arbeit möglichst körpernah bewegen sollten, auch wenn es scheinbar leichte Arbeiten sind. Bei diesen zählt aber die Dauer oder – wie beim Wasserglas – die ständige Wiederholung. Also die Maus möglichst nahe an den Körper, die Schulter sogar eher etwas nach hinten ziehen. So wird sie entlastet, und der Rücken kann entspannen. Und unbedingt das Handgelenk abstützen.

Die Sache mit der Maus ist leider irgendwie verbaut, da ist bei der Konstruktion einiges danebengegangen. Viele Arbeitstische und die Tastatur machen es besonders Rechtshändern unmöglich, die Maus näher an den Körper heranzuziehen. Rechtshänder sollten sie eigentlich dort platzieren können, wo der untere Rand der numerischen Tastatur ist. Geht nicht. Verpfuscht. Vielleicht sollten sich zumindest die Schreibtischbauer etwas einfallen lassen. Oder etwas fürs Handgelenk, das dieses stützt und gleichzeitig mitrollen lässt.

Ins Auto einsteigen

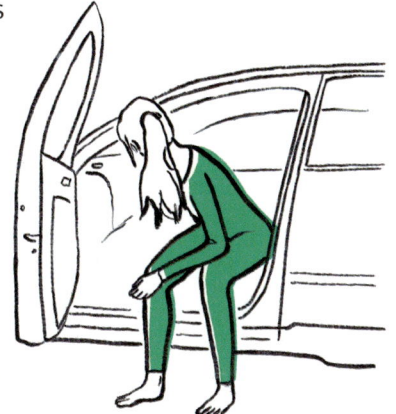

51

Wieder ‚Po aufs Klo'. Das machen aber vor allem auf der Fahrerseite
meistens nur Damen mit sehr engem Rock, weil's
damit nicht anders geht. Üblich ist eher, sich
irgendwie seitlich hineinzuquetschen, dann auf
den Sitz zu fallen und das linke Bein nachzuzie-
hen. Das ist nicht nur unpraktisch, sondern auch
unangenehm für das linke Knie: Es wird ver-
dreht, was einem Knie nie gut tut, weil es im
Gegensatz zu den Hüftgelenken nur ein einfa-
ches Scharnier ist. Die Enge-Rock-Methode ist
wirklich besser: Rücken zum Auto, Po zum Sitz
strecken, hinsetzen, mit dem Becken die Beine
parallel hineindrehen.

Rückwärts einparken

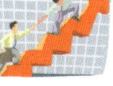

52

Und immer wieder aus den Hüften. Nicht mit steifem Rücken. Becken
nach vorn rollen, linken Sitzknochen heben und auf dem rechten umdrehen. So leistet das Becken die Hauptarbeit. Die Wirbelsäule dreht auch,
aber mäßig und auf der ganzen Länge, also nicht nur die Halswirbel,
auch die Wirbel an den Lenden und vielleicht sogar die oft völlig verges-
senen Brustwirbel. Es ist sinnvoll, dass du die Bewegung unterstützt,
indem du die rechte Hand hinter den Beifahrersitz hältst und dagegen-
drückst. Und wenn du das alles mit ein wenig Gymnastik verbinden
willst, kannst du sogar den Hintern anheben und dich praktisch ganz umdrehen. Nur der linke Arm reicht nach hinten und bedient das Lenkrad.

Für lange Autofahrten

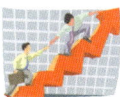

53

Ganz im Gegensatz zu unseren Gewohnheiten den Sitz und vor allem
auch die Sitzlehne immer wieder in der Position ändern.

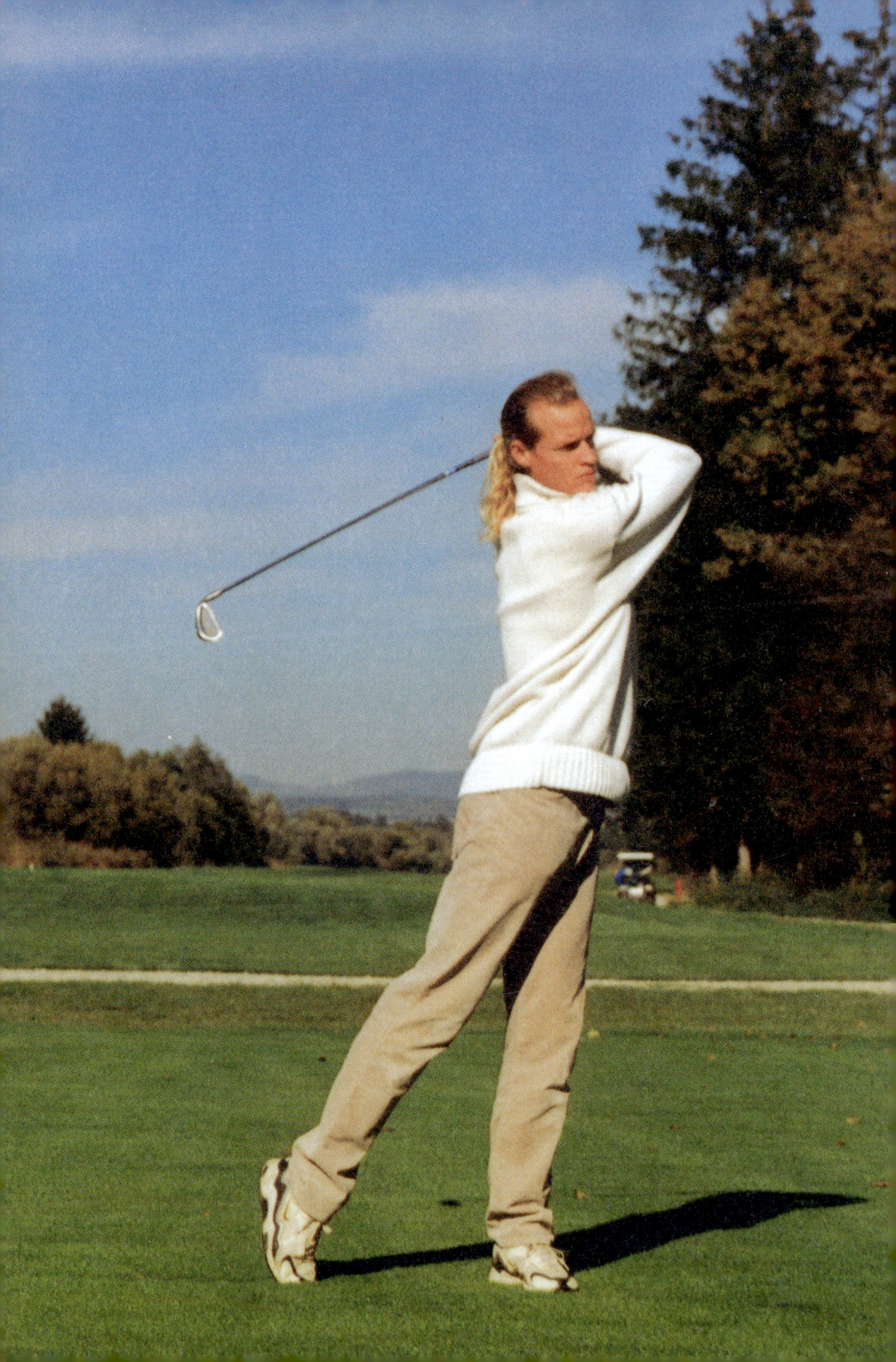

Kleine Helfer beim Sport

„Ein Arrivierter ist einer, der sich jemand zum Rasenmähen nimmt und dann Golf spielen geht, weil er Bewegung braucht."
(Unbekannter Weiser)

GOLF SPIELEN

Vergiss den Ball

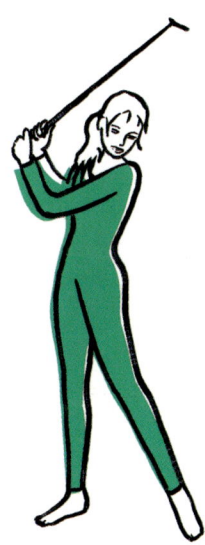

54

Alle Anfänger neigen dazu, beim Lernen des Schwungs von Anfang an den Ball treffen zu wollen. Natürlich ist es wichtig, den Ball zu treffen, aber vorher solltest du besser den perfekten Schwung einüben. Wenn du dich zu schnell auf den Ball konzentrierst, kommt die Entwicklung des Schwungs zu kurz. Daher zuerst nur den Schwung trainieren. Übe die ersten paar Tage nur, wie du den Schläger richtig führst. Du verlierst dann die Angst vor dem Ball, spielst später besser Golf, belastest dadurch deine Wirbelsäule weniger und bleibst vom Golferrücken verschont. Wie für alle Bewegungen gilt auch für das Golfspielen: Ganzkörperlich, aus dem Becken heraus, soll dies geschehen, und nicht isoliert aus dem Oberkörper und den Armen. Wenn das Becken zu wenig mitmacht, ebenso die Füße oder die Knie, werden andere Gelenke weiter oben überdreht.

Vier Lernphasen, drei ohne Ball

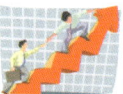

55

⤑ Erste Phase:

Nimm einen mittelschweren Schläger, ein Sechser- oder Siebener-Eisen, aber keinen Ball. Jetzt den Schwung üben: aus dem ganzen Körper heraus. Am Anfang nur wenig drehen, dann die Drehung langsam ausbauen, bis auch die Füße abzuheben und mitzudrehen beginnen. Entscheidend ist, dass du das Gefühl hast, eigentlich nichts zu tun. Nur so kannst du lernen. Und je besser der Körper mit der Drehung vertraut ist, desto mehr behält er den Schwung auch bei, wenn die Drehung stärker und die Bewegung schneller wird. Es geht in dieser ersten Phase überhaupt nicht darum, nahe am Boden zu sein oder gar etwas zu treffen, sondern nur um den Schwung. Daher wird der Schwung ohne Ball gelernt.

⤑ Zweite Phase:

Wenn der Schwung dann sitzt, ist es immer noch nicht wichtig, den Ball zu treffen, vielmehr wird jetzt langsam der Abstand zum Boden verringert. Also richtiges Timing für ‚Knie beugen und wieder strecken‘ einüben. Ohne Ball.

⤑ Dritte Phase:

Geduld bitte, der Ball kommt immer noch nicht ins Spiel. Die Trainingsaufgabe lautet jetzt: den Schläger möglichst nahe zum Boden bringen, und zwar an einem von dir fixierten Punkt. Es geht um die Koordination von Auge und Schwung. Zwischendurch die Augen während des Schwungs immer wieder schließen. Irgendwann später sollst du nämlich den Ball sozusagen im Schlaf treffen können.

⤑ Vierte Phase:

Jetzt darf endlich der Ball mitspielen. Also den Abschlag mit dem Ball üben. Es ist aber hilfreich, nicht gleich ins Loch treffen zu wollen, sondern gezielt daneben zu schießen. Die Betonung liegt auf gezielt. Das Ziel also gedanklich größer machen als das Loch, dem du dich dann langsam nähern kannst. Das hat den Sinn, dass du ein Gefühl für Abweichungen entwickelst. Bogenschützen machen es ebenso.

Golfers Zufriedenheit

Wie beim Laufen kannst du dich auch beim Golfen zwischen zwei Extremen entscheiden: Geht es dir um die messbare Leistung oder um dein Wohlbefinden? Golf spielen kann eine schöne Beschäftigung sein: grüne Umgebung, Freunde, Gespräche. Und dennoch sind viele Golfer nachher irgendwie unzufrieden, weil sie alles vom Score abhängig machen. Wie wäre es, wenn du das Spiel einmal ganz anders angingst? Du könntest dir zum Beispiel immer wieder ein deutlich höheres Handicap einräumen, als du es hast, und so Druck von dir wegnehmen. Und du könntest Übungen ins Spiel einbauen, das mildert auch die Jagd nach dem Score.

TENNIS, BIKE & CO

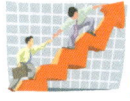

Tennis
56

Hier gilt dasselbe wie beim Golf: Mit dem ganzen Körper spielen, also nicht nur aus den Armen, und die Schwünge zuerst ohne Ball einüben. Ein wichtiger Unterschied: Beim Golf bauen alle Schwünge auf einer einzigen Grundbewegung auf. Beim Tennis bewegst du dich vielfältiger, du musst daher verschiedene Schwünge lernen. Am Anfang ohne Ball. Tennis ist noch mehr auf Leistung ausgerichtet als Golf. Wenn du dich davon manchmal befreist, wirst du mehr Freude am Spiel haben. Du kannst zum Beispiel mit deinem Partner vereinbaren, dass heute nicht gezählt wird und es nur darum geht, den Ball möglichst lang im Spiel zu halten. Also auch beim Tennis Druck wegnehmen.

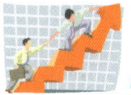

Rad fahren
57

Nur mit den Beinen? Wenn du im Fernsehen bei der Tour de France die Helikopteraufnahmen genau betrachtest, kannst du erkennen, wie die Schultern drehen. Wie bei allen anderen Bewegungen, die den ganzen Körper ansprechen: Gute Radler sitzen nicht starr auf dem Rad und treten nur aus den Beinen, sie drehen aus den Hüften. Allerdings sind diese

Hüftbewegungen beim Radfahren sehr klein, kleiner als beim Laufen zum Beispiel. Wenn du sie aber gar nicht machst, droht eine Überlastung der Beine. Auch ein kleiner Hüfteinsatz ist für die Beine eine große Hilfe.

Inline Skating, Nordic Walking, Schilanglaufen, Eis laufen

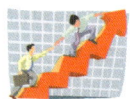 58

Auch hier immer wieder Vorlage, wie bei allen anderen Fortbewegungen. Das erscheint dir beim Lesen ganz selbstverständlich. Möglicherweise erzählen aber die Stürze auf den Allerwertesten eine andere Geschichte. Beim Schilanglaufen tendieren die Leute dazu, mit den Stöcken zu weit vorn anzusetzen, so, als wollten sie sich ziehen. Das geht aber nicht, sie bremsen dadurch. Nur mit Drücken geht's weiter. Um dafür ein Gefühl zu bekommen, ist es hilfreich, Langlaufen ohne Stöcke zu trainieren.

Scooter

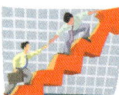 59

Das ist sicher ein Spaß, für uns aber auch eine gute Demonstration dafür, wo der Fuß beim Gehen und Laufen aufkommen sollte, nämlich unter dem Hüftgelenk, also genau auf der senkrechten Schwerkraftlinie. Das ist der richtige Antriebspunkt, von dem aus sich der Körper mit ganz wenig Kraft weiterschieben kann, ohne dass er, wie bei den zu weit nach vorn ausgreifenden Schritten, gleichzeitig bremst und nach vorn drückt.

Würde jemand auf dem Scooter das abstoßende Bein so weit vorn ansetzen wie viele Menschen beim Gehen oder Laufen, dann würde er keinen einzigen Meter machen. Daher kommt der Fuß beim Scooter auch keinesfalls auf der Ferse, sondern flach auf, und er kann sofort ins Abstoßen übergehen.

Werfen

Die Antwort ist klar, sie begleitet uns durch das ganze Buch: Nicht nur mit dem Arm, sondern drehend mit dem ganzen Körper aus dem Becken heraus.

Die Diskus-, Hammer- und Speerwerfer können das perfekt. Ihre Wurfbewegungen bestehen vor allem darin, sich um Körperachsen zu drehen. Manche Sportler haben die Bewegungen, die im Laufe der Zeit von großen Vorbildern entwickelt und verfeinert wurden, einfach eingelernt. Andere sind sich dessen offenbar voll bewusst, so zum Beispiel der deutsche Diskuswerfer Lars Riedel. Sekunden bevor es ernst wird, dreht er sein Hüftgelenk, also die Kugel in der Pfanne, mehrmals richtig explosiv, um den Körper noch einmal an die Bewegung zu erinnern, auf die es beim Diskuswurf besonders ankommt.

Zwei Ratschläge für jeden Sport

Leistung tut gut. Ausschließlich Leistung tut nicht gut. Möglicherweise kannst du mehr Freude am Sport gewinnen, wenn du in deinem persönlichen Sportlerdasein den heute allgegenwärtigen Leistungsdruck zurückdrängst. Und: Nicht sofort von null auf hundert gehen, sondern jedes Mal langsam anfangen, viel langsamer, als es die meisten machen. Nicht nur beim Laufen, sondern bei jedem Sport braucht dein Körper ein Warm-up.

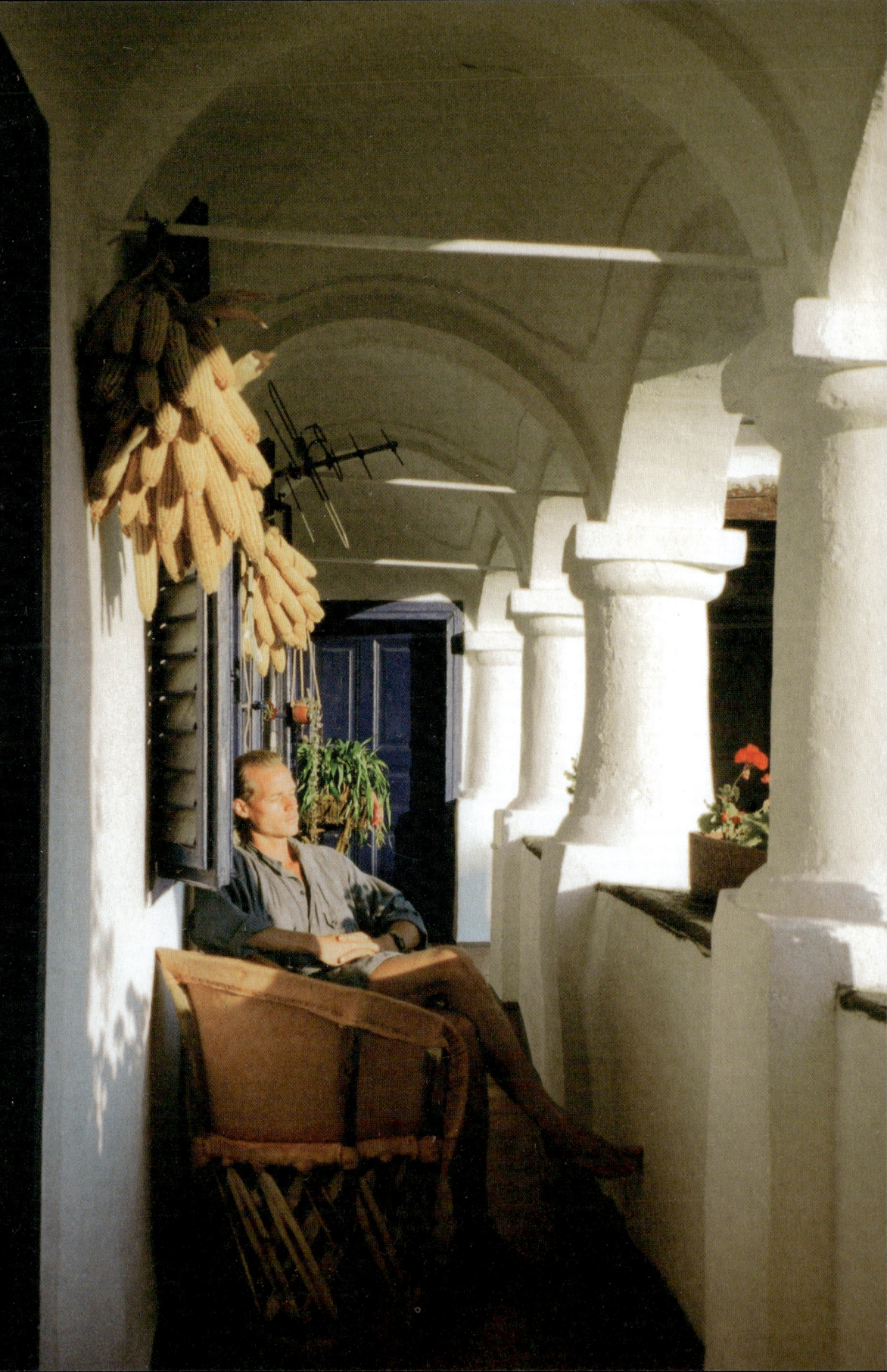

Kleine Helfer zum Entspannen

„Nichts ist entspannender, als das anzunehmen, was kommt."
(Dalai Lama, geistliches und weltliches Oberhaupt der Tibeter)

LÜMMELN GEGEN KNIGGE

Pardon, Herr Knigge, Lümmeln kann sehr körperfreundlich sein und das Einhalten der Etikette zu Versteifungen, Verkrampfungen und Schmerzen führen. Daher lümmeln Kinder so gern. Weil sie sich noch natürlich verhalten. Und Frauen lümmeln besonders ungern, jedenfalls in der Öffentlichkeit, weil sie sich noch mehr als Männer so zeigen wollen, wie es sich gehört. Klar, es gibt schlechtes Lümmeln, das bringt gar nichts, aber eben auch gutes Lümmeln. Dieses entlastet die Muskeln und baut Verspannungen ab, weil die Muskeln weniger tragen müssen. Beim guten Lümmeln übernimmt vor allem das Skelett die Haltearbeit, und dazu ist es ja eigentlich da. Schließlich ist unser Körper am Skelett aufgehängt, und nicht an den Muskeln. Daher geben wir ganz gegen den Zeitgeist die Parole aus: Mehr Mut zum Lümmeln. Und wir sagen, wie das geht.

Ellbogenlümmeln

61

····> Schlechtes Lümmeln: Mit aufgestellten Ellbogen am Tisch sitzen, Hände irgendwie vor dem Gesicht, eine häufige Sitzhaltung. Viele praktizieren diese Lümmelhaltung aber so, dass ihr Gewicht nicht von den Knochen getragen wird, sondern von den Muskeln, vor allem jenen am Kreuz und den Schultern. Das gefällt weder Knigge noch dem Körper. Wer so lümmelt, sitzt zwischen allen Stühlen.

····> Gutes Lümmeln: Den Körper zwischen die Schultern einsinken lassen. Die Schultern stehen nach oben hinaus. Jetzt übernimmt das Skelett den größeren Teil der Tragearbeit.

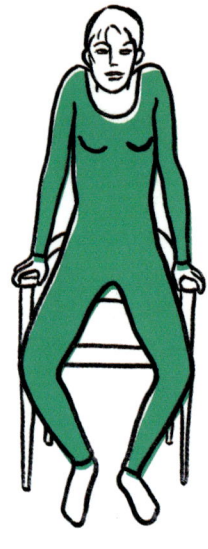

Armstützenlümmeln 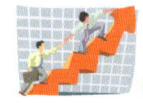 62

Eine Entlastungsübung für zwischendurch: Du brauchst dafür einen Stuhl mit Armlehnen. Auf diese die Hände mit gestreckten Armen aufstützen und so den Körper von der Sitzfläche abheben. Dann aber, und das ist wichtig, den Körper wie beim Ellbogenlümmeln zwischen die Schultern einsinken lassen. In dieser Stellung eine Weile verharren. Das tut gut.

Bodenlümmeln 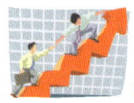 63

⤳ Schlechtes Lümmeln: Auf dem Boden sitzen und sich mit den Händen hinten abstützen. Auch eine nicht seltene Haltung, wenn man sich auf dem Boden befindet. Aber viele Leute halten sich dabei gerade und die Schultern steif.

⤳ Gutes Lümmeln: Einsinken lassen, Rücken rund machen und die Rückenmuskeln entlasten, loslassen, das Skelett soll tragen.

Im Stehen lümmeln 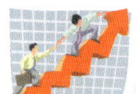 64

Natürlich gilt das alles auch für das Stehen, wenn du dich irgendwo anlehnst, an eine Wand zum Beispiel oder ein Geländer. Es geht immer um dasselbe: Lass dich in dein Skelett fallen, deine Knochen sollen dich tragen.

ÜBERKREUZBEWEGUNGEN

Bewegungen mit den Armen und Beinen auf die andere Körperseite, also über die senkrechte Körpermitte, aktivieren beide Gehirnhälften. Und sie sollen die geheimnisvolle Thymusdrüse stärken, die hinter dem Brustbein sitzt und unser Immunsystem betreut. Überkreuzübungen machen in schläfrigen Situationen frisch.

Überkreuz-Ellbogentechnik

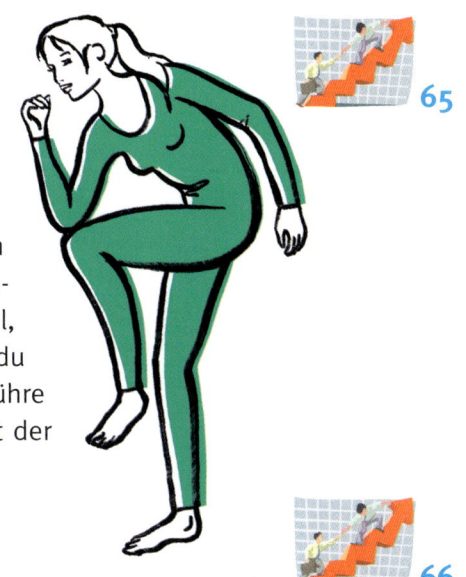

Im Stehen. Rechter Ellbogen hinunter, linkes Knie hinauf, mit dem
Oberkörper mitgehen, bis sich
Ellbogen und Knie treffen. Seiten
wechseln. Hin und her, immer wieder. Am Anfang zweimal fünfmal,
später zweimal zehnmal. Wenn du
diese Bewegung nicht schaffst, berühre
das Knie statt mit dem Ellbogen mit der
Überkreuzhand.

Überkreuz schuhplatteln

Rechtes Knie nach hinten beugen und mit der linken Hand die Sohle
berühren. Auch hier mit dem Oberkörper mitgehen. Seiten wechseln. Hin
und her, immer wieder.
Das Gleiche kannst du auch vor dem Körper machen.

Überkreuz Kirschen pflücken

Schulterbreit stehen und die rechte Hand weit nach links hinauf strecken,
so, als ob du ganz knapp noch eine Kirsche erreichen könntest, und
dabei den Kopf in den Nacken legen und weit nach rechts oben schauen.
Seiten wechseln. Mehrmals machen.

Überkreuz telefonieren

Die Überkreuzbewegung für das Telefonieren kann zur Entspannung auch
ohne den Hörer gemacht werden: Beide Hände auf die jeweils gegen-
überliegende Schulter legen, Augen schließen, in sich hineinfühlen, entspannen.

NACKEN UND SCHULTERN

Rücken zur Wand

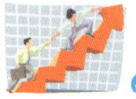

69

Mit dem Rücken flach zur Wand und die Arme nach oben strecken. Hinterkopf, Schultern und Rücken müssen dabei an der Wand bleiben. Arme wie ein Sonnenrad auf und ab drehen. Bei allen diesen Übungen durch die Nase atmen.

Das ist eine Dehnungsübung, ebenso die beiden folgenden.

Gesicht zur Wand

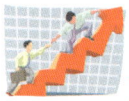

70

Nase an die Wand, einen Arm die Wand entlang waagrecht ausstrecken und die Handfläche auf die Wand legen. Nun den Körper langsam von diesem Arm, der an der Wand bleibt, wegdrehen. Im Idealfall sollten die Füße am Ende der Drehung von der Wand wegschauen, und der Körper sollte in seiner Drehung irgendwo zwischen der Ausgangsstellung und der Position der Füße anhalten. Dann natürlich in die Gegenrichtung. Und alles ein paar Mal ausführen.

Verbeugen

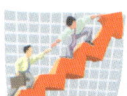

71

Mit den Füßen schulterbreit stehen, Hände am Po verschränken. Oberkörper nach vorn beugen, Kopf locker nach unten hängen lassen und die Arme mit den hinter dem Körper verschränkten Händen über den Kopf hinaus in Richtung Boden schwenken. Dabei tief durch die Nase atmen. Dann den Körper Wirbel für Wirbel wieder aufrichten. Langsam aufrichten, um Schwindelgefühle zu vermeiden. Den Kopf zuletzt wieder in die Normalstellung bringen. Auch mehrmals üben. Und dabei immer durch die Nase atmen.

Besser sehen

Muskelverspannungen im Nacken und bei den Schultern belasten auch die Augen, weil die Verkrampfungen an die benachbarten Augenmuskeln weitergegeben werden. Daher erleben manche Menschen, dass sie zum Beispiel bei Stress und den daraus folgenden Muskelverspannungen schlechter sehen. Wem es gelingt, die Muskeln zwischen den Schulterblättern zu revitalisieren, der kann, wenn er vorher schlecht gesehen hat, seine Sehschärfe verbessern.

Margit: „Nach einem Feldenkraisseminar habe ich plötzlich besser gesehen, vielleicht um zwei Dioptrien. Natürlich habe ich sofort den Trainer gefragt, mit welchen Übungen das zusammenhängen könnte. Er konnte es mir nicht sagen. Und inzwischen verstehe ich auch, warum: Weil jeder Mensch auf jede Übung anders reagiert, wenn es um diese feinen Veränderungen geht. Leider hat die Augenverbesserung nur eine Woche angehalten. Eine Freundin von mir hat das auch schon erlebt, bei ihr hat die Wirkung angehalten."

Kopf und Augen kreisen

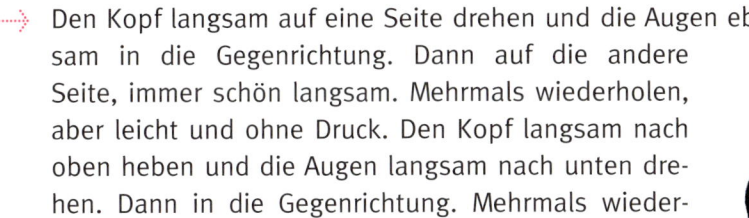

72–73

⟶ Den Kopf langsam auf eine Seite drehen und die Augen ebenso langsam in die Gegenrichtung. Dann auf die andere Seite, immer schön langsam. Mehrmals wiederholen, aber leicht und ohne Druck. Den Kopf langsam nach oben heben und die Augen langsam nach unten drehen. Dann in die Gegenrichtung. Mehrmals wiederholen, wieder vorsichtig und ohne zu verspannen.

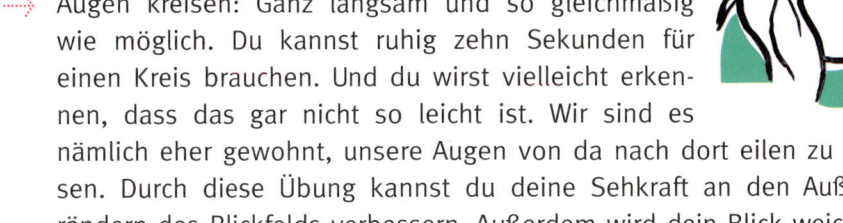

⟶ Augen kreisen: Ganz langsam und so gleichmäßig wie möglich. Du kannst ruhig zehn Sekunden für einen Kreis brauchen. Und du wirst vielleicht erkennen, dass das gar nicht so leicht ist. Wir sind es nämlich eher gewohnt, unsere Augen von da nach dort eilen zu lassen. Durch diese Übung kannst du deine Sehkraft an den Außenrändern des Blickfelds verbessern. Außerdem wird dein Blick weicher. Er lernt, nicht nur auf einen Punkt fixiert zu sein.

Du wirst vielleicht feststellen, dass dir dieses Kreisen mit Kopf und Augen gar nicht leicht fällt, weil gegenläufige Bewegungen sehr ungewohnt sind. Je älter du bist, desto mehr; ältere Menschen bewegen ihre Augen weniger als jüngere. Daher die Drehungen nicht übertreiben, sonst könnte dir schwindlig oder gar schlecht werden. Das spricht aber überhaupt nicht gegen diese Augengymnastik. Es zeigt nur, wie fixiert unsere Gewohnheiten sind, und der Körper wehrt sich eben gegen Ungewohntes.

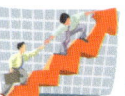

Auge folgt Zunge
74

In unserem eher unterentwickelten Bewegungsleben übersehen wir die Augen noch mehr als andere Körperteile. Was uns einfällt, wenn sie Schwierigkeiten machen, sind Sehbehelfe, obwohl auch die Augen trainiert werden können. Daher noch ein Angebot:

···⟩ Augen schließen, Zunge im Mund langsam hin und her bewegen. Du wirst bemerken, dass die Augen mitgehen. Jetzt versuchen, Zunge und Augen gegenläufig zu bewegen. Mehrmals, langsam.

Und weil wir so schön gegenläufig unterwegs sind, noch ein Vorschlag, bei dem die Augen nur indirekt betroffen sind:

···⟩ Kopf langsam zur Seite drehen und die Schulter auf derselben Seite nach vorn. Dann auf die andere Seite. Wieder mehrmals.

Unterkiefer entspannen   75–76

Viele Menschen halten den Mund zu fest geschlossen. Sie pressen den Unterkiefer nach oben. Das ist ungünstig für die Ohren, den Hals, den Nacken. Hier zwei Entspannungshelfer für den Unterkiefer:

⟶ Mund aufmachen und Kiefer fallen lassen. Dann mit geschlossenen Augen und offenem Mund langsames Kinnkreisen, möglichst rund, abwechselnd in beide Richtungen, vielleicht zweimal zwanzigmal. Wenn es dir hilft, kannst du das Kinn in die Hand nehmen und sanft mithelfen. Mach nachher den Mund langsam zu und spüre Veränderungen. Wahrscheinlich drückst du den Unterkiefer nach dieser Übung weniger fest zu als vorher.

⟶ Die Zunge zwischen den Zähnen und den Lippen langsam kreisen lassen, so, als ob du die Vorderseite der Zähne mit der Zunge reinigen wolltest. Mehrmals in beide Richtungen.

SPANNUNG UND ENTSPANNUNG

Wir brauchen beides

In unserer gestressten Welt suchen wir nach Entspannung. Und wir verstehen darunter das Loslassen. Spannung haben wir ohnehin genug, meinen wir. Streng genommen ist das aber eine zu grobe Vereinfachung. Wir brauchen natürlich beides: Spannung und Entspannung. Tatsächlich haben wir aber in unserem Körper Überspannung und Unterspannung. Manche Muskeln wurden stillgelegt, vergessen, sie bekommen überhaupt keine Spannung mehr, degenerieren und sind dadurch auch nicht mehr so ohne weiteres aktivierbar. Andere Muskeln sind dauernd gespannt, können gar nicht mehr loslassen, weil sie ständig ungünstige Positionen

109

halten müssen, die Rückenmuskeln etwa, und verkrampfen dann im Laufe der Zeit. Es geht also nicht einfach um Entspannung, sondern um den angemessenen Wechsel von Spannung und Entspannung, um einen vernünftigen Einsatz unseres Körpers. Und genau genommen betrifft das alles – wie immer bei Feldenkrais – nicht nur den Körper, sondern das ganze Leben. Ein völlig spannungsloses Leben führt zu allgemein menschlichen Regressionserscheinungen, ein ständig angespanntes zu irgendeinem Gegenteil.

Aktive Erholung

Ernst erzählt Rudi: „Ich laufe drei- oder viermal in der Woche eine Dreiviertelstunde. Wo immer ich in der Welt auch bin, das geht überall. Immer am Morgen, so um sieben, und das, obwohl ich manchmal sehr spät ins Bett gehe. Ganz im Gegenteil, ich habe bemerkt, wenn ich erst um drei Uhr in die Federn komme, erhole ich mich am besten dann, wenn ich am Morgen auf jeden Fall laufe. Seit ich das gelernt habe, verstehe ich erst wirklich, dass Erholung nicht zwangsläufig bedeutet, alles fallen zu lassen, sondern dass Regeneration auch etwas mit dem Wechsel von Anspannung und Entspannung zu tun haben kann. Vor allem wenn der Beruf, den man ausübt, die Bewegungsmuskeln unterfordert."
Übrigens: Auch nach langen Flugreisen wirkt diese Art der aktiven Erholung Wunder und vertreibt den Jetlag.

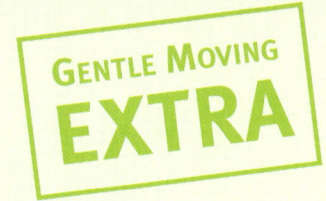

Der Bauchtanz. Bewegungswunder aus dem Orient

Er kommt auch bei uns in Mode. Man versteht den Bauchtanz heute besser als früher, abträgliche Klischees verschwinden. Elemente des Bauchtanzes sind sogar in die Popkultur eingedrungen: bei Shakira, Britney Spears und bei Jennifer Lopez zum Beispiel. Das Bauchtanzen mag noch keine Massenbewegung sein, aber doch schon ein kleiner und interes-

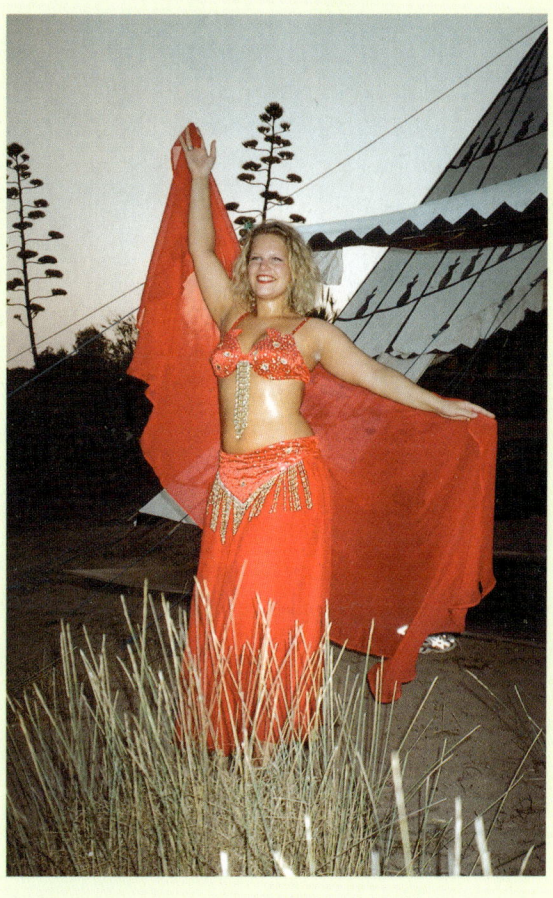

santer Boom. Früher wurde er nur in Volkshochschulen gelehrt, inzwischen beschäftigen sich in den Großstädten spezialisierte Institute mit dem Bauchtanz.

Lassen wir Aliya erzählen. Sie ist achtzehn Jahre jung, begeisterte Bauchtänzerin, hält Bauchtanz-Seminare ab und steht mitten in einer Ausbildung zur professionellen Bauchtanzlehrerin.

Aliya: „Ich habe mit sechzehn begonnen. In der ersten Stunde war es sehr ungewohnt, ja es war mir regelrecht peinlich, zusammen mit zehn anderen Frauen das Becken kreisen zu lassen, genau beobachtet von einer Lehrerin, die ihren Blick nicht von meiner Körpermitte nahm. Zuerst kamen mir die Bewegungen doch ziemlich ‚erdig‘ vor. Kein Wunder, ist doch dieses Tanzen vor tausenden von Jahren im Orient als Fruchtbarkeitstanz entstanden. Dazu kam noch die orientalische Musik.

Sie erinnerte mich an einen pfeifenden Teekessel, inzwischen habe ich sie aber lieben gelernt. Meine anfängliche Beklommenheit war bald dahin, und ich begriff mehr und mehr, welche Chancen der Bauchtanz für meinen Körper und meine Persönlichkeit bietet.“

Rudi: „Wie muss man sich die Bewegungen vorstellen?"

Aliya: „Man bewegt Becken, Bauch, Brustkorb, Schultern, Arme, Hände und Kopf isoliert, das heißt voneinander unabhängig. Fünf Basisbewegungen der Hüften gibt es und viele Variationen. Von diesen fünf Bewegungen sind vielen Frauen drei völlig neu, was viel über unser reduziertes Körpergefühl aussagt. Man spürt beim Bauchtanzen jeden Körperteil, der sich bewegt, jeden Muskel ganz genau, bis hin zum Beckenboden, der eine besondere Rolle spielt. Das alles hat etwas Meditatives, Beruhigendes, mich richtig Tragendes."

Rudi: „Wie ist das zu verstehen?"

Aliya: „Es ist so, als würde ich meinen weiblichen Körper genau so bewegen, wie es ihm gebührt, meinen ganzen Körper, ja, für diese Bewegungen ist er geschaffen. Und ich mag ihn seitdem viel mehr als vorher."

Rudi: „Dein Selbstwertgefühl ist durch den Bauchtanz also gestiegen?"

Aliya: „Sehr. Ich fühlte mich in meinem Körper nicht wirklich zu Hause. Die weiblichen Rundungen erschienen mir zu üppig, meine Bewegungen waren ungelenk. Deswegen kam ich mir wie ein hässliches Entlein vor, vom anderen Geschlecht übersehen. Und so war's dann natürlich auch, klar, wenn ich so denke. Diese Körperzweifel sind durch den Bauchtanz fast alle verschwunden. Und ich scheine das auch auszustrahlen, jedenfalls merke ich, dass mir Männer ganz anders begegnen als früher."

Rudi: „Können auch Männer bauchtanzen?"

Aliya: „Im Orient ist das selbstverständlich, bei uns eher ein ungewohnter Anblick. In unserer Kultur sieht man den Tanz als reine Frauensache an. Allein oder in Gruppen. Besonders schön ist übrigens auch, dass sich in diesen ein starkes Wir-Gefühl entwickelt. Es gibt keine Frauenkonkurrenz, wie sonst oft im Leben."

Rudi: „Kann man mit jeder Figur bauchtanzen?"

Aliya: „Mit jeder und in jedem Alter. Es gibt richtig Magere, die bauchtanzen, und sehr Mollige, und natürlich alles dazwischen. Viele beginnen mit vierzig oder fünfzig oder noch später, das ist ganz egal. Wenn man sich regelmäßig damit beschäftigt – und das tut man von selbst, wenn man einmal Feuer gefangen hat –, dauert es ungefähr ein Jahr, bis man mit den Bewegungen vertraut ist und sich beim Tanzen wohl fühlt."

Rudi: „Nimmt man durchs Bauchtanzen ab?"

Aliya: „Diese Frage hat jemand in meiner ersten Lernstunde an die Lehrerin gestellt. Diese sagte: ja, in zwei Sekunden fünf Kilo. Damit meinte sie, dass man durch die Haltung aufrechter steht und schlanker wirkt. Das Abnehmen war schon in der zweiten Stunde kein Thema mehr. Das ist wie beim GENTLE RUNNING."

Rudi: „Kleidest du dich zum Bauchtanzen orientalisch?"

Aliya: „Nur bei öffentlichen Auftritten. Sonst trage ich Leggings, ein kurzes Top und zur Betonung der Hüften ein Tuch, auch um zu spüren, wie ich mich bewege. Meist tanze ich barfuß."

Rudi: „Hat sich durch das Bauchtanzen auch dein Bewegungsgefühl im Alltag verändert?"

Aliya: „Ganz sicher, ich bewege mich viel leichter und besser als früher, das greift in den Alltag über. Die Koordination verbessert sich ebenso wie die Geschmeidigkeit. Da der Beckenboden beim Tanzen mit trainiert wird, bemerkt man auch einen sexuellen Lustgewinn."

Rudi: „Kannst du noch Paartanzen?"

Aliya: „Können schon, aber nicht wollen. Das ist mir viel zu steif, ich komme mir dabei vor, als hätte ich einen Besenstiel verschluckt. Beim Tanzen von einem Partner geführt zu werden, finde ich langweilig."

Rudi: „Danke, Aliya."

Aliya: „Bitte gern. Wer sich für den Bauchtanz interessiert, wird ihn entweder sehr schnell leidenschaftlich lieben oder ebenso schnell vehement ablehnen."

Der Bauchtanz ist in Afrika vor tausenden von Jahren entstanden, um die Fruchtbarkeit der Frauen zu stimulieren und ihnen dann bei der Geburt zu helfen. Oft wurde die Geburt durch einen Bauchtanz eingeleitet. Indische Zigeunerstämme zogen nach Westen bis nach Ägypten, wo sich die Tanzstile schließlich vermischten. In jedem Land ist etwas dazugekommen, und so wie wir ihn heute verstehen, hat er am meisten mit Ägypten zu tun, wo er Mitte des vergangenen Jahrhunderts eine Hochblüte erlebte. Im Orient heißt er übrigens Orientalischer Tanz. Bauchtanz nannten ihn erst die Europäer, weil sie im prüden neunzehnten Jahrhundert von den ausgeprägten Beckenbewegungen schockiert wurden. Sie haben ihn als etwas Sexuelles missverstanden. Das ist der Bauchtanz nicht, aber etwas sehr Sinnliches ist er schon.

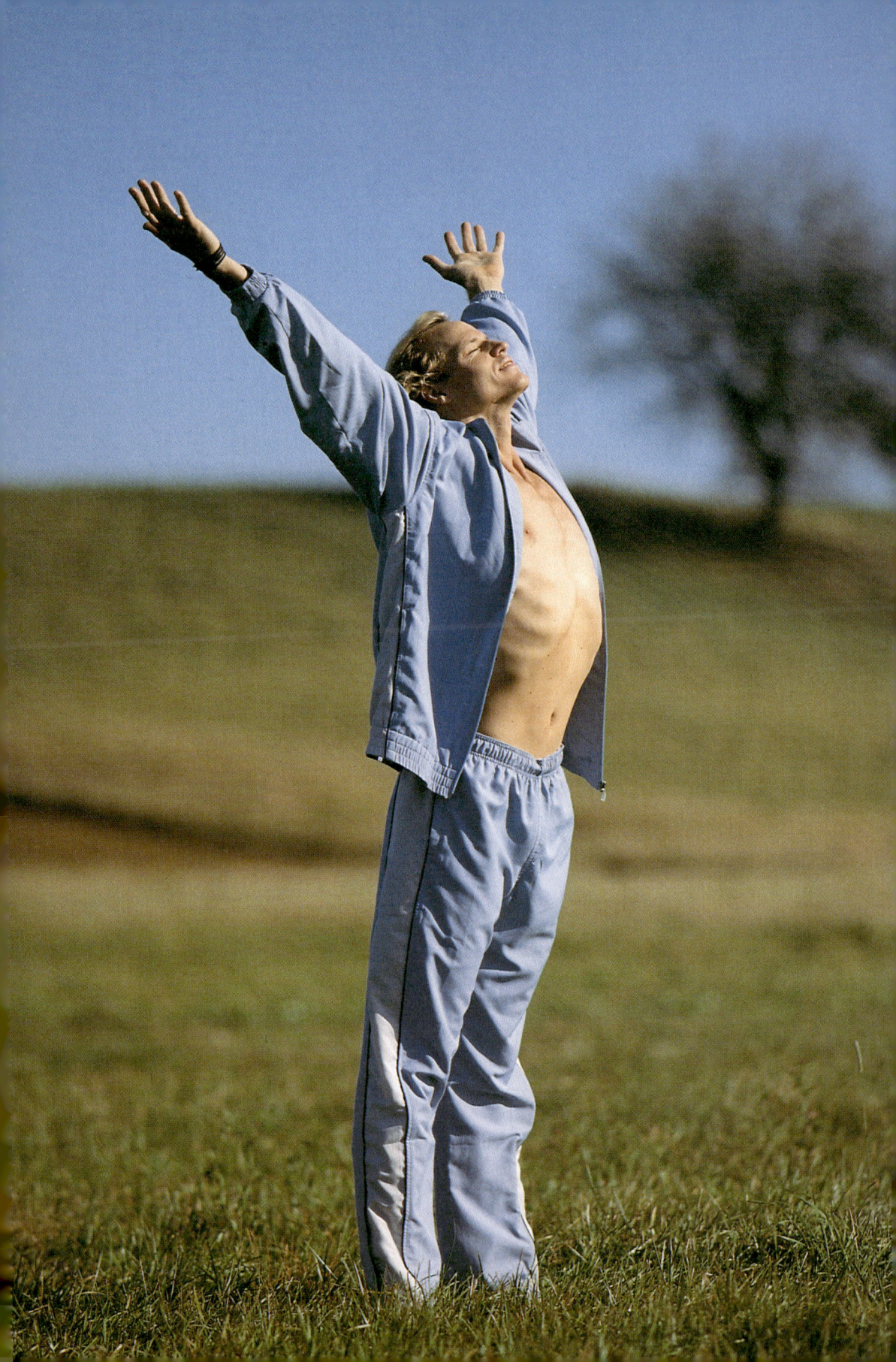

Atmen ist Bewegung ist Atmen

„Es genügt nicht, zu denken, man muss auch atmen. Gefährlich die
Philosophen, die nicht genug geatmet haben."
(Elias Canetti, altösterreichischer Denker und Nobelpreisträger
im 20. Jahrhundert)

Im Westen ein Stiefkind

Wer sich bewegt, verbessert sein Atmen. Und Bewegungsarmut verschlechtert die Atmung. Atmen ist eine der wichtigsten Bewegungen
überhaupt. Wir können wochenlang leben, ohne zu essen, und tagelang,
ohne zu trinken, aber nur ein paar Minuten lang, ohne zu atmen. Der
Zusammenhang zwischen Leben und Atmen ist also besonders eng.
Dennoch kümmern wir uns nicht besonders ums Atmen. Es geht ja vermeintlich von selbst. Und selbst beim Sport wird das Atmen immer noch
unterschätzt, obwohl ja gerade in der Welt der körperlichen Leistung die
Wichtigkeit der Sauerstoffaufnahme augenfällig ist. Bei den östlichen
Sportdisziplinen ist das anders. Beim Tai Chi und beim Qi Gong zum
Beispiel ist das Atmen integraler Bestandteil.

Der Yogi und das Prana

Nennen wir ihn Mahasaya, unseren indischen Yogi, einer von vielen. Das
richtige Atmen steht für ihn im Mittelpunkt seines Körperbewusstseins:
im Denken, im Fühlen und im körperlichen Tun bis hin zu der Körperhaltung bei religiösen Zeremonien. Dabei geht es ihm nicht nur um den
zwar lebenswichtigen, aber für ihn doch nur vordergründigen Gasaus-
tausch, sondern um die Aufnahme von Prana. Das ist für einen Yogi so
etwas wie die Urkraft allen Seins, die von Anfang an da war und die allen
anderen Kräften, Bewegungen und Seinsweisen innewohnt. Vielleicht
würden wir Gott dazu sagen. Für den Yogi ist Prana überall vorhanden,
ganz besonders aber in der Luft. Daher steht das richtige Atmen für ihn

an erster Stelle. Das ist eine Lebensidee, die auch uns spirituell berühren kann. Aber wir sind halt doch keine Inder, und schon gar nicht Yogis. Dennoch können wir einiges daraus lernen. Und daher haben wir unserem Yogi einige Atemübungen abgeschaut.

Vorher aber noch ein wenig Wissen.

Atmen ist Entgiftung und Sauerstoff

Wer bei uns ans Atmen denkt, meint vor allem Sauerstoff, das Einatmen dieses Elements, ohne das es kein Leben gibt. Und wir fühlen uns sehr wohl, wenn wir an einem Morgen ins Freie treten können, um ein paar tiefe Atemzüge zu machen. Seltsamerweise blenden wir in unserem westlichen Atemgefühl die andere Seite des Atmens ziemlich aus: das Entgiften, das Ausstoßen von Kohlendioxid. Das ist aber mindestens ebenso wichtig wie die Sauerstoffaufnahme. Atmen ist nicht nur Stoffaufnahme, Atmen ist Stoffwechsel: Gift raus und Sauerstoff rein. Und wer schlecht atmet, leidet daher nicht nur an chronischem Sauerstoffmangel, sondern auch an einer chronischen Selbstvergiftung. Dieses Bewusstsein vom Atmen als Stoffwechsel ist wichtig, weil es die Bereitschaft, sich mit dem richtigen Atmen auseinander zu setzen, in bessere Bahnen lenkt, wie schon der nächste Absatz zeigt.

Durch die Nase atmen

77

Das ist die erste und wichtigste Atemregel. Und das aus zwei Gründen:

---> Weil nicht der Mund, sondern die Nase zum Atmen geschaffen wurde: Sie ist am Eingang mit kleinen Haarbesen besetzt, die vor groben Unreinheiten in der Luft schützen. Dann folgt ein langer und gewundener Schleimhautgang, der feine Unreinheiten herausfiltert und die Luft außerdem auf die für die Lunge richtige Temperatur bringt. Und schließlich ist die Nase auch noch mit einem Überprüfungssystem ausgestattet, dem Geruchsinn, mit dem sie gute und schlechte Luft auseinander halten kann. Das geschieht nicht nur bewusst, sondern auch unbewusst: Wenn wir eine Speise mögen oder nicht mögen. Oder wenn wir einen Menschen riechen oder eben nicht riechen können. Ja sogar bei der Partnerwahl sollen feinste Botenstoffe, die das Bewusstsein gar nicht erreichen, eine erhebliche

Rolle spielen, eine größere als die äußere Schönheit, die für unser Bewusstsein so im Vordergrund steht.

⟶ Weil wir durch die Nase mit einem größeren Teil der Lunge atmen als durch den Mund, vor allem auch mit dem unteren Teil der Lunge, der über dem Bauch sitzt und vom Zwerchfell bewegt wird. Nasenatmung ist daher Bauchatmung *und* Zwerchfellatmung, und das ist ein viel tieferes Atmen als ausschließliches Brustatmen.

Brustatmen kontra Bauchatmen

Irgendwie hat man uns eingebläut, ordentliches Atmen sei Brustatmen: Brust heraus und tief atmen. Das ist Unsinn. Es geht schon irgendwie, aber so wird immer nur ein Teil der Lunge gefüllt: der obere. Und es ist anstrengender. Daher halten wir das tiefe Brustatmen, durch das zumindest der obere Teil der Lunge einigermaßen gefüllt wird, auch nur durch, solange wir uns aufs Atmen konzentrieren – also vielleicht eine Minute, danach flacht die Atmung wieder ab. Wir sollten aber jeden Tag vierundzwanzig Stunden gut atmen. Das geht nur übers Bauchatmen, was praktisch bedeutet, die ganze Lunge einzusetzen. Nicht zuletzt auch den unteren Teil, der mit besonders vielen Lungenbläschen besetzt ist, bei der Brustatmung aber weitgehend unterbeschäftigt ist. Man kann, wenn man es bewusst macht, über den Mund und die Nase mit der ganzen Lunge atmen. Aber wir atmen ja fast immer unbewusst, also sollten wir so viel wie möglich nur mit der Nase atmen. Auch wenn viele von uns die Nasenatmung ständig missachten, der Körper weiß, was ihm gut tut, was also richtig ist. Wenn jemand vor die Tür tritt, um mit ein paar Atemzügen die gute Morgenluft oder Bergluft oder Seeluft zu genießen und seine Lebensgeister zu wecken, dann wird er das in aller Regel tief und durch die Nase machen. Probiere das einmal selbst aus, zuerst mit dem Mund und dann mit der Nase. Kein Vergleich! Durch den Mund wird zwar Sauerstoff aufgenommen, aber die Luft wirkt geruchlos und kraftlos, die Lebensgeister werden dann kaum aufwachen. Ganz anders durch die Nase: Natur pur. Vielleicht ist das Prana …

Oben, Mitte, Unten

Wer sehr flach atmet, und das sind bei den heutigen Sitzberufen nicht wenige, atmet fast nur hinter dem Schlüsselbein. Von Dauersitzern abgesehen sind das auch manche Frauen, weil sie sich angewöhnt haben, ständig den Bauch irgendwie einzuziehen. Beim Schlüsselbeinatmen wird nur der oberste, kleinste Teil der Lunge eingesetzt. Der Zwerchfellmuskel unterhalb der Lunge bleibt unbewegt. Flachatmer neigen zum Gähnen und zu Atemnotzügen zwischendurch, beides Notwehrreaktionen des mit Sauerstoff unterversorgten Körpers.

Wer kein festgeschraubtes Sitzleben führt, atmet im Allgemeinen auch noch mit den Rippen. Die Lungenmitte ist jetzt auch dabei, Rippenatmen ist daher günstiger.

Wirklich gut ist aber nur die Bauchatmung. An dieser ist auch der untere Teil der Lunge beteiligt. Die Bauchatmung wird mit dem Zwerchfell ausgeführt. Das ist die Muskulatur, die Brust und Bauch trennt. In Ruhe wölbt sie sich nach oben, in Funktion nach unten. Daher geht der Bauch bei jedem Atemzug etwas hinaus, die Eingeweide brauchen ja weiterhin ihren Platz. Und so kann sich ein großer Teil der Lunge mit Luft füllen.

Flachatmer begnügen sich mit zehn Prozent

In der ruhigen Flachatmungshaltung atmen wir ungefähr fünfzehnmal in der Minute und tauschen jedes Mal vielleicht einen halben Liter Luft aus. Die Lunge hat aber eine theoretische Kapazität von bis zu fünf Litern. Beim flachen Atmen nutzen wir also gerade mal zehn Prozent. Wir nehmen nicht nur viel zu wenig Sauerstoff auf, wir geben auch zu wenig Müll ab. Oder wie uns der Yogi nahe legt: „Es ist nicht einerlei, ob nur die Mitte eines Zimmers geputzt wird oder auch alle Ecken und Winkel." Wer flach atmet, reinigt nur die Mitte. Es geht aber auch anders: Bei tieferem Atmen kommen wir auf bis zu siebzig Prozent des theoretischen Maximums. Da wird das Zimmer schon ganz schön frisch und sauber.

Zuerst ausatmen und dann erst einatmen 78

Wer bei uns ans Atmen denkt, meint vor allem das Einatmen. Jeder gute Atemzug, so erzählt uns aber der Yogi, beginnt mit einem langsamen und möglichst vollständigen Ausatmen. Das ist noch wichtiger als das Einatmen, nicht nur weil Ausatmen besonders entspannt und auch seelische Blockaden abbaut, sondern weil wir so zuerst einmal unsere Abbaustoffe loswerden, das Kohlendioxid, um rein zu werden. Einfach weil man einen Behälter mit dem neuen Stoff, dem Sauerstoff, nur füllen kann, wenn man ihn vorher entleert hat. Wer sich also auf das Ausatmen konzentriert, entgiftet nicht nur besser, er nimmt auch mehr Sauerstoff auf, weil er tiefer atmet. Um das Einatmen braucht man sich dann nicht so sehr zu kümmern, das geht nämlich ganz von selbst. Umgekehrt funktioniert das leider viel schlechter. Wer seine Aufmerksamkeit auf das Einatmen richtet, bekommt das gute Ausatmen ganz und gar nicht mitgeliefert.

Unsere Haut ist ein Atmungsorgan

Das vergessen wir im Alltag oft, indem wir uns einhüllen, unsere Atmungsporen verschließen und uns vor luftigen Hautreizen regelrecht fürchten. Wer aber zum Beispiel mit wenig Kleidung am Morgen läuft, viel weniger Kleidung, als die meisten Läufer tragen, der weiß, wie sehr frische Luft über die Reizung der Haut das Atmen beflügeln kann. Jeder natürliche Reiz, der unsere Haut trifft, wirkt sich auf den Rhythmus des Luftholens aus. Wenn wir uns dem nicht verschließen, sorgt die Natur dafür, dass unsere Atmung immer wieder stimuliert wird. Ganz gleich ob diese Reize kalt, warm oder einfach als Kontakt auf der Haut zu spüren sind. Eine Dusche genügt, sie muss gar nicht kalt sein, lauwarm reicht. Oder das Schwimmbad. Oder ein Lauf mit kaum verhülltem Körper im Sommerregen oder einfach nur in der herrlichen Morgenluft.

DER YOGI LEHRT UNS ATMEN

In drei Phasen tief einatmen 29

Der Yogi lehrt uns so, die ganze Lunge zu nutzen. Natürlich mit Nasenatmung. Stehend, sitzend oder liegend. Alles sehr langsam und bewusst machen und einen angenehmen Rhythmus aufbauen. Am Beginn ganz wichtig: Zuerst einmal tief ausatmen, die Lunge so leer wie möglich machen. Dann kommt das tiefe Einatmen. Wir beschreiben es in drei Phasen. Die Übung aber nicht abgehackt ausführen, sondern die Phasen ineinander fließen lassen:

1. Das Bewusstsein in die Nabelgegend lenken, die Bauchdecke vor- schieben, nur die Decke. Also nicht einfach den Bauch per Hohlkreuz herausstrecken, als ob du jemand Dicken imitieren möchtest. Der dafür zuständige Muskel ist das Zwerchfell. Gleichzeitig mit dem Vorschieben der Bauchdecke die Luft einströmen lassen, nicht aktiv atmen, passiv soll die Luft in die Lunge fließen. Sie wird jetzt den unteren Teil der Lungenflügel füllen. Es kann dir eine Hilfe sein, wenn du beide Hände auf deinen Bauch legst und die zunehmende Wölbung spürst.

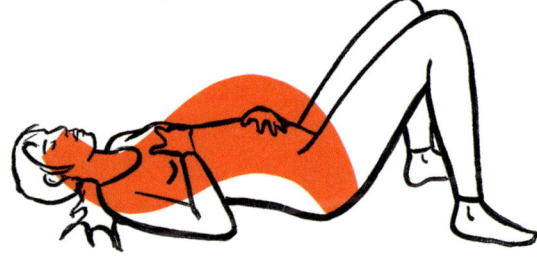

Der Yogi meint, wem diese Phase schwer fällt, und das sind seiner Erfahrung nach eher die Frauen, der soll noch nicht zur zweiten Phase übergehen, sondern die erste beherrschen lernen, einfach weil die Bauchatmung der wichtigste Teil der Atmung ist.

2. Jetzt ist der Bauch groß, das Bewusstsein wandert von ihm zu den Rippen, und nun kommen der untere und der mittlere Teil des Brust- korbs dran. Diesen langsam nach beiden Seiten erweitern und spü- ren, wie die Luft einströmt.

3. Schließlich lenken wir das Bewusstsein ganz hinauf zu den Lungen- spitzen, heben das Schlüsselbein und die Schultern an bis zur vollen Auswölbung der Brust: So viel Luft hereinlassen, wie nur Platz hat. Du kannst noch etwas nachhelfen, indem du den Bauch einziehst und dadurch Luft hinaufdrückst.

Noch einmal: Das sind nicht drei voneinander künstlich getrennte Stufen. Es ist letztlich *eine* Bewegung, aber in einer Welle von unten nach oben. Die Luft anhaltend und nicht ruckweise einsaugen.

In drei Phasen tief ausatmen

30

Nun kommt in derselben Reihenfolge das Ausatmen, also wieder von unten nach oben:

1. Bauchdecke langsam, aber weit einziehen, wodurch Luft aus der Lunge durch die Nasenlöcher gepresst wird. Der Brustkorb bleibt am Anfang möglichst unbewegt.
2. Dann die Rippen zusammenziehen, Luft strömt aus, die Schultern sollen zunächst noch unbewegt bleiben.
3. Jetzt Schlüsselbein und Schultern langsam senken. Ganz ausatmen, möglichst wenig Luft in der Lunge lassen.

Du kannst diese drei Phasen als Atemübung und regelmäßiges Kräftesammeln zugleich begreifen. Atmen hat ja auch viel mit deiner mentalen Verfassung, deinem inneren Gleichgewicht zu tun. Wer dauernd schlecht atmet, fühlt sich umfassend nicht wohl, nicht nur körperlich. Daher meint der Yogi: Mach das am Anfang täglich eine Minute, nicht öfter und nicht länger. Und am besten vor dem Essen, ganz sicher nicht gleich danach. Wenn es dir gut tut, kannst du es später bis auf fünf Minuten pro Tag steigern. Du kannst diese drei Stufen auch trennen und einzeln machen. Alle drei wirken unterschiedlich auf deinen Körper.

Workout nach innen

Unsere Vorstellung von Sport und Turnen setzt an den äußeren Bewegungsmuskeln an. Brauchen das aber die inneren Organe nicht auch? Dafür sorgt die Atmung, wenn sie gut ist. Oder eben solche Atemübungen. Aber beim Sport wird doch auch kräftig geatmet: Hilft das nicht auch diesen Organen? Schon, aber beim Sport atmen wir oft sehr unrhythmisch und zu wenig mit dem Zwerchfell. Der Sportler verbraucht außerdem den ganzen Sauerstoff sofort wieder, ja manchmal kommt er sogar in die so genannte Sauerstoffschuld, er übersäuert dann. Viele Sportler sind nach dem Wettkampf daher entsprechend müde. Das bedeutet auch, dass für die Regeneration der inneren Organe nicht viel übrig geblieben ist, weder an Sauerstoff noch an angenehmer Massage. Das gilt aber nicht für alle Sportarten. Beim Golf zum Beispiel sieht es sicher viel besser aus. Und für GENTLE RUNNING, das wir ja nicht als Sport verstehen, gilt das überhaupt nicht. Nach GENTLE RUNNING bist du auch nicht müde, sondern erholt.

Kleiner Sonnengruss

Im Buch GENTLE RUNNING beschreiben wir den Sonnengruß, eine große Dehnungs- und Atmungsübung für den Morgen aus Indien. Gut vor dem Laufen. Aber ebenso gut nach dem Aufstehen, um wach zu werden und sich einzustimmen auf den Tag.

Damit diese so bekömmliche Übung noch besser in den Alltag integriert werden kann, auch für zwischendurch, haben wir sie weiterentwickelt, in kleine Pakete zerteilt und diese den drei Körperhaltungen Sitzen, Stehen, Liegen zugeordnet. Es klingt beim Lesen komplizierter, als es ist, wenn du es einmal verinnerlicht hast. Aber bitte auf die wichtigen Details achten, den Kleinen Sonnengruß ebenso wie den Großen sehr bewusst machen und jede Bewegung spüren. Und bevor du damit beginnst, stets tief ausatmen.

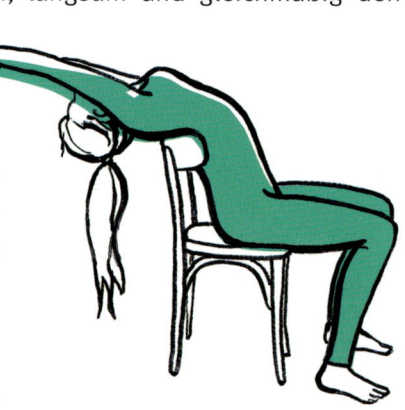

Im Sitzen

79

Auf einem Stuhl mit Lehne:

⟶ Anlehnen, Arme heben und strecken, bis die Spannung leicht zu spüren ist, Hände nach hinten beugen, langsam und gleichmäßig den Kopf in den Nacken neigen, langsam immer weiter nach hinten gehen. Während dieser Streckbewegung dreimal tief einatmen und wieder tief ausatmen, natürlich durch die Nase. So lange soll die Bewegung dauern. Das zeigt, wie langsam sie sein soll.

⟶ Während des langen letzten Ausatmens den Oberkörper nach vorn beugen und zwischen den Knien

122

hinunterhängen lassen, die Lunge währenddessen ganz leer machen. Unten wieder tief einatmen, dadurch wird der Oberkörper leicht angehoben, wieder ausatmen, der Oberkörper fällt wieder, womöglich tiefer fallen lassen als vorher. Das Ganze noch einmal, beim letzten Einatmen aber langsam in Sitzposition aufrichten, ganz bewusst, Wirbel für Wirbel.

⟶ Und dann im Sitzen noch ein paar Mal tief atmen. Nicht vergessen: Jedes Mal auch tief ausatmen.

Die Übung kann auch ausgedehnt werden: Also öfter als jeweils dreimal atmen und der volle Ablauf mehrmals hintereinander. Ihr Ziel ist, das schlechte Atmen zu unterbrechen, das ja gerade für Sitztätigkeiten typisch ist. Und neue Motivation zu tanken.

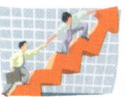

Im Stehen
80

⟶ Füße leicht grätschen und dann der gleiche Ablauf wie beim Sitzen. Achtung: Beim Stehen ganz besonders aufpassen, dass es zu keiner Überstreckung nach hinten kommt. Die Gefahr ist beim Stehen größer als beim Sitzen mit Lehne.

⟶ Beim Hinunterfallenlassen zur Schonung der Wirbelsäule und der Rückenmuskeln das Gesäß nach hinten rausstrecken, also ‚Po aufs Klo'. Und die Knie leicht beugen, bis die Dehnung hinten am Oberschenkel und am Po zu spüren ist, aber nicht so weit beugen, dass die Oberschenkel die Last tragen müssen.

⟶ Am Schluss im Stehen wieder ein paar Mal tief ausatmen und einatmen. Und natürlich kann auch die Stehübung ausgedehnt werden.

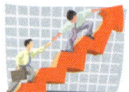
Keine zu weiche Liegefläche, am besten der Boden mit einer Decke oder einer Gymnastikmatte. Auf dem Rücken liegen, Arme neben dem Körper, Knie anheben und Füße schulterbreit aufstützen.

--→ Zuerst ganz ausatmen. Jetzt die Arme in Verlängerung der Körperachse hinter den Kopf strecken, dabei tief einatmen. Dann beim Ausatmen den Rücken flach auf den Boden drücken. Das Becken bleibt beim ersten Mal Atmen auf dem Boden. Beim zweiten Mal Einatmen das Becken leicht anheben, die Arme länger machen, ausatmen, Becken oben lassen, und beim dritten Mal das Becken noch stärker anheben und die Arme noch länger machen. Beim Ausatmen den Nacken immer besonders flach auf den Boden legen.

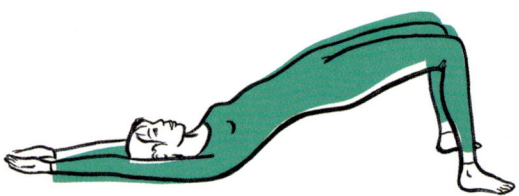

--→ Beim letzten Ausatmen damit beginnen, die Arme und Hände wieder langsam nach vorn zu schwenken, um sie dann zwischen die Knie zu legen. Währenddessen wieder dreimal atmen. Dabei Kopf und Schultern bei noch erhöhtem Becken leicht, dann stärker anheben, so weit es geht. Beim Einatmen gehen die Schultern immer etwas zurück, damit in der Lunge Platz geschaffen wird, daher beim Ausatmen, wenn die Lunge wieder kleiner wird, die Schultern abermals deutlich anheben und die Muskelspannung spüren.

--→ Beim dritten Mal Einatmen den Kopf langsam zurück auf den Boden legen, Beine ebenso langsam ausstrecken, Hände an die Körperseiten. Mehrmals tief atmen.

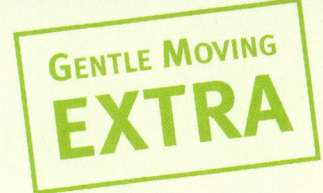

Rudis Lebensgeisterstunde

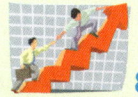

Ein Jungbrunnen am Morgen 82

Die Totengeisterstunde um Mitternacht ist Kindern gruselig präsent, und auch im Erwachsenenleben gibt sie noch ein nettes Bild ab. Doch was ist mit der Lebensgeisterstunde am Morgen? Von dieser ahnen wir zwar etwas, aber wir verdrängen sie und verschenken dadurch einen täglichen Jungbrunnen. Irgendwann ist mir das klar geworden, und ich habe dann für meinen Einstieg in den Tag ein Ritual entwickelt, das mir gut tut. Es weckt mich auf, erfrischt meinen Körper und meinen Geist. Statt in den Tag hinein zu kümmern, ergreifen die Lebensgeister von mir Besitz, und das klingt lange nach.

„Taaagwache!"

Nur mit Schrecken erinnere ich mich an meine Wehrdienstzeit, als wir am frühen Morgen von einer Sekunde auf die andere aus den Betten springen mussten. Der Hund Max und die Katze Speedy stehen nie vom Lager auf, ohne sich vorn und hinten zu strecken. Wenn ich Lust und Zeit habe, eifere ich ihnen nach: In den letzten Minuten im Bett atme ich tief und strecke möglichst viele Muskeln an Armen, Beinen, am Rücken und am Becken abwechselnd in verschiedene Richtungen. Und zum Aufstehen rolle ich zur Seite, lasse die Unterschenkel aus dem Bett fallen und drücke gleichzeitig den Oberkörper mit einem Arm hinauf. Alles mit wenig Kraft, sehr feldenkraisig. Ich bin davon überzeugt: Schonendes Aufstehen ist für den noch schlaftrunkenen Körper besonders wichtig, ein Warm-up in den Tag hinein.

Teezeremonie mit Jumbo

Endlich auf den Beinen, mache ich mir einen dünnen Tee, bringe diesen auf Normaltemperatur, indem ich ihn nochmals verdünne, und trinke davon gleich einmal eine Jumbotasse. Danach ziehe ich mich zum Laufen an, jedoch nur so viel, dass ich in den ersten Minuten, bis ich warm gelaufen bin, noch etwas fröstle – so wird meine Haut angenehm von der Luft massiert. Vor dem Laufen ein zweiter Jumbo, etwas Obst, und dann geht's hinaus ins Freie.

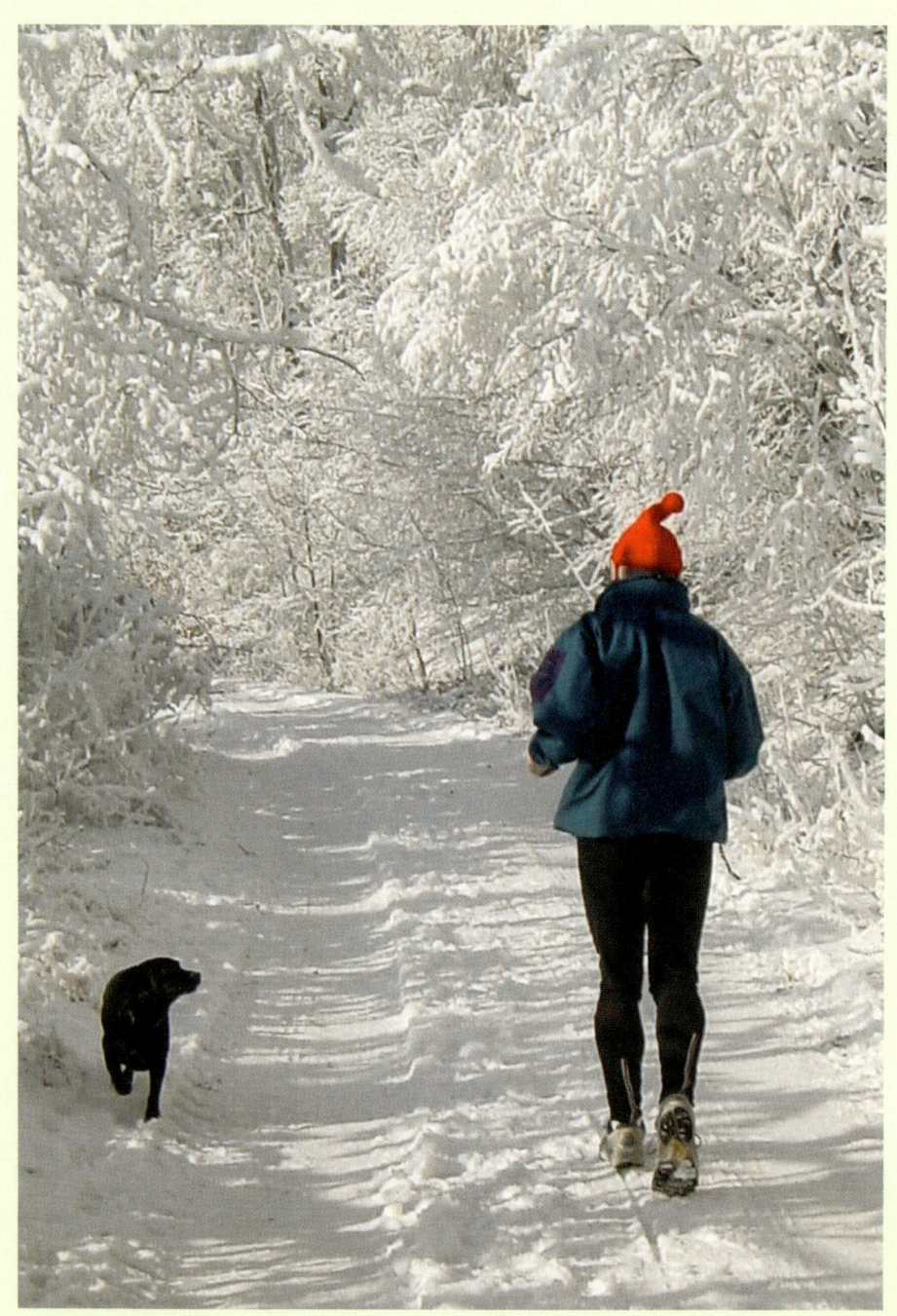

Der stark verdünnte Tee ist eine sehr bekömmliche Vorbereitung auf das Laufen. Und um für die erste Tageshälfte einigermaßen versorgt zu sein, trinke ich nach dem Laufen, während ich vielleicht ein paar Muskeln dehne, jedenfalls aber vor dem Frühstück, noch einmal ein bis zwei Jumbos.

Langsames Trotten und tiefes Lüften

Sehr langsam laufe ich an, extrem langsam, das ist ganz wichtig. Und die ganze Strecke werde ich nicht wirklich schnell. Ich laufe lieber gemütlich, aber länger. Schon nach ein paar Schritten beginne ich meinen Atem zu regulieren, nur durch die Nase: mit der Schrittfolge abgestimmtes tiefes Ausatmen und Einatmen, am Anfang ungefähr sieben Schritte pro halbem Atemzug, später vielleicht vier, jedoch ohne mitzuzählen. Ich spüre, wie alles an mir und in mir frisch und frischer wird, wie meine Stimmung steigt, und da ich das weiß, habe ich mich schon beim Anziehen der Schuhe aufs Laufen gefreut. Ich muss mich schon lange nicht mehr zum Laufen überwinden, eher ist das Gegenteil der Fall: Wenn es einmal am Morgen absolut nicht geht, muss ich mich überwinden, nicht zu laufen.

Ein Power-Rezept mit fünf Zutaten

Du wirst es schon bemerkt haben: Flüssigkeit, Sauerstoff, Entgiftung, Bewegung und etwas Zeit, das sind die fünf Zutaten meines Morgenrituals. Mit den bis zu eineinhalb Liter Teewasser ersetze ich die Flüssigkeit, die ich seit dem Abend durch das Atmen, über die Haut und die Nieren verloren habe, und ich baue einen Vorrat in den Tag hinein auf. So entspreche ich meinem Bauplan, wir bestehen ja zu mehr als zwei Dritteln aus Wasser. Außerdem spült mich das Wasser durch, es reinigt und entgiftet mich. Das tiefe Atmen entgiftet mich ebenfalls, Kohlendioxid wird rausgeblasen. Und ich nehme viel Sauerstoff auf. Durch die Laufbewegungen und den so in Schwung gebrachten Kreislauf wird das Gift abtransportiert und der Sauerstoff auf der Gegenfahrbahn bis in die letzte Körperzelle gepumpt. Darüber hinaus nutzen praktisch alle Körperteile die Bewegung irgendwie zur Regeneration, von der Massage der Innereien bis zum Knochenaufbau. Ja, und etwas Zeit, das ist die fünfte Zutat. Sie ist nicht nur rein organisatorisch notwendig, sondern auch fürs Gemüt. Wenn ich durch dieses Morgenritual hetzen würde, hätte ich nur den halben Nutzen und bloß ein Viertel des Vergnügens.

„Wie lange dauert das alles?"

Diese Frage habe ich befürchtet. Ich muss zugeben, es dauert zwei Stunden. Ich laufe nie unter einer Stunde. Das sage ich ungern, weil ich weiß, es kann kein Beispiel sein. Einmal, weil viele nicht jahrelang so eingelaufen sind, wie ich es bin; ich komme im Jahr auf eine Strecke von Wien bis irgendwo in Spanien. Zum anderen, weil nicht jeder sein Arbeitsleben so einzuteilen vermag, dass er morgens zwei Stunden in sich selbst investieren kann. Das weiß ich. Aber: Es geht auch mit weni-

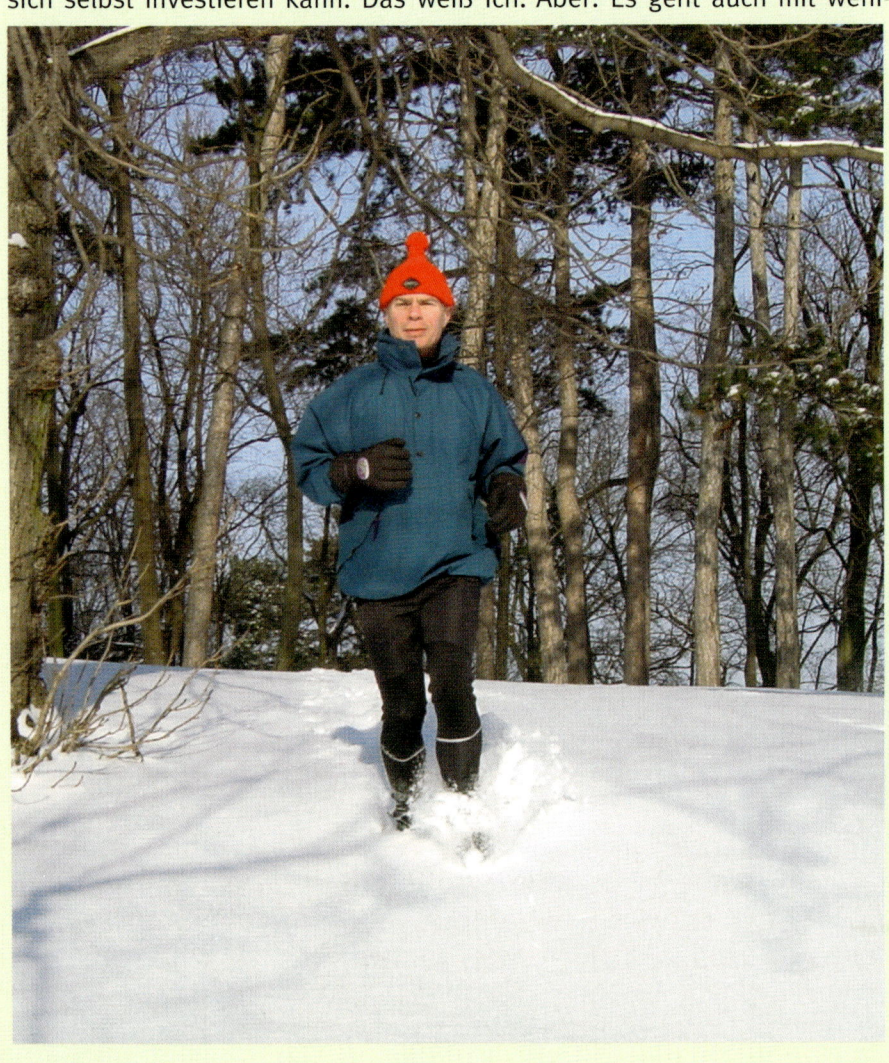

ger, mit einer halben Stunde Laufen oder sogar zwanzig Minuten. Und im Winterhalbjahr, wenn es am Morgen dunkel ist, verzichtest du vielleicht auf die zehn Minuten Anfahrt zu deiner Lieblingsstrecke im Park oder am See und läufst von der Haustür weg. Es muss auch gar nicht Laufen sein, zügiges Gehen tut's auch, vielleicht Walken oder beides mischen. Dann kommst du für alles zusammen mit einer Stunde aus. Aber das ist für dein körperliches und mentales Wohlbefinden mehr wert als alle Urlaube, Kuren, flüssigen oder festen Wundermittelchen zum Einnehmen und was weiß ich noch alles. Und es kostet auch viel weniger. Eigentlich nur die Energie, ein paar Monate lang deine Morgengewohnheiten zu ändern. Nachher brauchst du dafür keine Energie mehr – du gewinnst Energie.

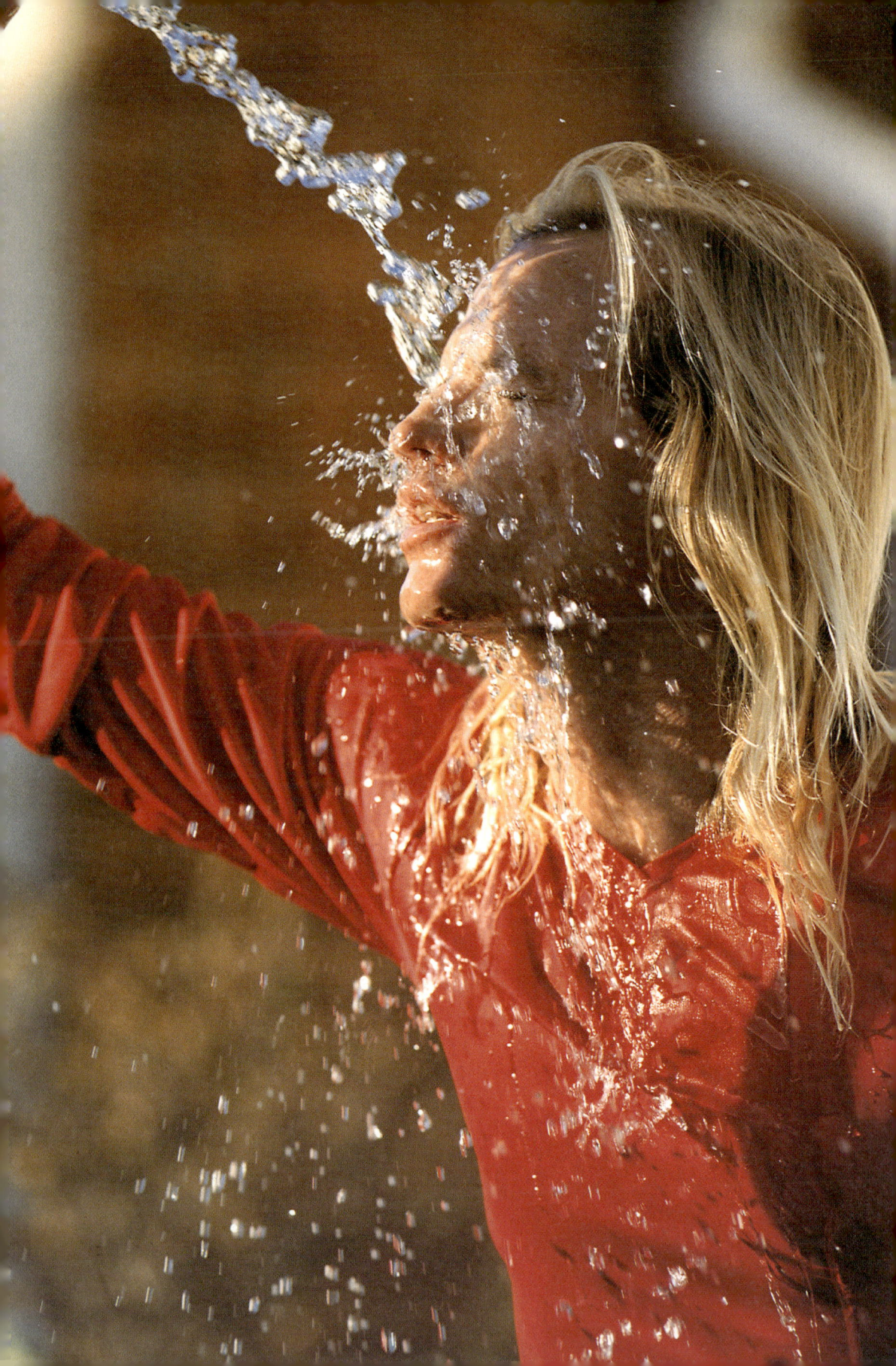

Stress

„Stress entsteht, wenn das Gehirn dem Fuß befiehlt, jemandem in den Hintern zu treten, der es verdient hat."
(Wandspruch in einer Fahrschule)

Was ist Stress?

Eine sehr komplexe Angelegenheit. Im Gegensatz zum alltäglichen Sprachgebrauch ist Stress in der Wissenschaft nicht etwa ein Übermaß an schier nicht zu bewältigender Aufgabenfülle, sondern die allgemeine und unspezifische körperliche Reaktion auf etwas, wovon sich ein Mensch überwältigt fühlt. Weiß dieser nicht mehr, wo ihm vor lauter Herausforderungen der Kopf steht, dann schüttet sein Körper Stresshormone aus, Adrenalin und Cortisol zum Beispiel. Diese alarmieren das Gehirn und versetzen den Menschen so in die Lage, etwas gegen diese Bedrohungen unternehmen zu können, im Wesentlichen entweder zu fliehen oder sich einem Kampf zu stellen. So sind wir seit Millionen Jahren programmiert. Die Alarmstellung betrifft alle Ressourcen, die dem Menschen zur Verfügung stehen, natürlich auch seine Muskeln.

Muskelstress

GENTLE MOVING ist kein Stressbuch, sondern ein Bewegungsbuch. Daher setzen wir uns in diesem nur mit der Frage auseinander, wie sich Stress auf den Bewegungsapparat auswirkt und was man dagegen tun kann. Aus dieser Perspektive gesehen, besteht Stress vor allem aus Muskelverspannungen. Muskeln ziehen sich zusammen, sie werden dabei kürzer und dicker. Das sollen sie auch, das ist ihre Bereitschaft, zu kämpfen oder zu fliehen, aber sie sollten auch wieder in die Länge gehen, sich dehnen. Sie sollten also zwischen Spannung und Entspannung wechseln. Der moderne Mensch hat aber in der Regel weder einen körperlichen Kampf zu bestehen, noch läuft er davon, jedenfalls nicht körperlich, und so verharren die Muskeln in der Bereitschaft zur Aktion. Es kommt jedoch zu keiner Aktion, es folgt eher der nächste Stress, und die Muskeln verkrampfen schließlich. Da wir in einer stressigen Zeit leben, wird das bei vielen Menschen zum Dauerzustand. So werden sie steif und hartleibig.

Unsere Stressmuskeln

⟶ Nacken: „Die Angst sitzt mir im Nacken." Der Körper reagiert ja auf Angst und Stress in gleicher Weise: Wer Angst hat, erlebt Stress. Und der Nacken ist eines der beiden Angstzentren im Körper. Die Nackenmuskeln ziehen sich zusammen und verkrampfen. Die Folge sind Kopfweh, Migräne, Augenprobleme, die Schilddrüse kann betroffen sein, der Kehlkopf, der Rachen. Im Nacken setzt der Stress besonders gern bei jenen Menschen an, die mit den Augen arbeiten, also viel lesen, am Computer arbeiten oder an einer Werkbank tätig sind.

⟶ Becken: „Vor Angst in die Hosen machen" oder zumindest schnell

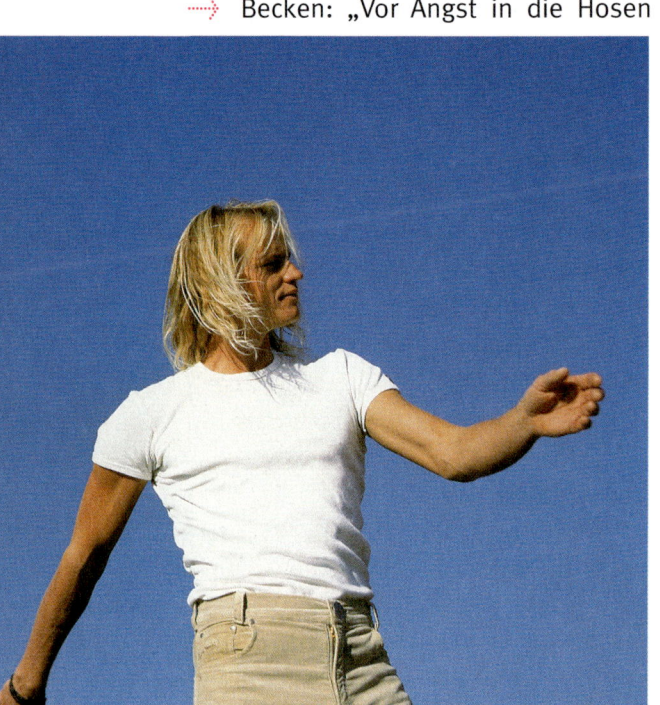

aufs Klo gehen müssen. Letzteres kennst du vielleicht!? Das Becken ist nämlich das andere Angstzentrum in uns, besonders auch bei Frauen, weil diese früh gelernt haben, Becken und Bauch in Abwehr zusammenzuziehen. Die Beckenmuskeln verspannen dann. Ganz allgemein kann man sagen: In Körperteilen, die besonders unnatürlich oder gar nicht bewegt werden, bleibt der Stress am leichtesten stecken.

⟶ Der Stress kann aber auch woanders als ganz kleiner Muskelstress einsetzen, der anfangs gar nicht bemerkt wird, und sich dann langsam ausbreiten. Das kann von verschiedenen Körperteilen ausgehen, je nachdem, was der Mensch sonst tut und wie er seinen Körper dabei einsetzt. Bei Menschen, die viel mit den Händen und Fingern arbeiten, fängt er zum Beispiel gern bei den Fingern an.

⟶ Es gibt auch körperliche Dauerbelastungen, die dazu führen, dass der Stress gar nicht mental ausgelöst wird, was das Übliche ist, sondern vom Körper ausgeht und erst dann ins Mentale überschwappt.

Das gilt zum Beispiel für Berufe, bei denen man stundenlang in Verrenkungen aushalten muss: Zahnärzte, Chirurgen, Orchestermusiker und so weiter.

Kleine und Große Helfer gegen den Stress 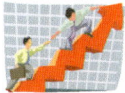 83–88

⋯⋯> Übertreiben: Tief einatmen, alle Muskeln am ganzen Körper anspannen, so fest wie möglich, vom Kopf bis zu den Füßen, die Zähne zusammenbeißen, Fäuste ballen, den Atem anhalten. Ungefähr zehn Sekunden so verharren, dann loslassen, tief ausatmen, vielleicht mit Unterstützung durch die Stimme, mit einem tiefen Seufzer also. Das alles bis zu dreimal machen.

⋯⋯> Wegatmen: Die Lunge leer atmen, dann tief einatmen, die Luft lang anhalten und wieder langsam ausatmen. Das Luftanhalten und das langsame Ausatmen geben dir besonders viel Sauerstoff. Das baut Stress ab. Damit du ein Gefühl für den Rhythmus bekommst, kannst du in Gedanken gleichmäßig mitzählen, und zwar so, dass du die Luft dreimal so lang anhältst, wie du einatmest, und dir für das Ausatmen doppelt so viel Zeit nimmst wie für das Einatmen. Beispiel: einatmen – bis drei zählen; Luft anhalten – bis neun zählen; ausatmen – bis sechs zählen. Den Stress wegatmen, das kannst du überall machen: im Auto bei Rotlicht an der Kreuzung, am Arbeitsplatz, zu Hause im Fernsehsessel oder im Bett.

⋯⋯> Langsame Körperbewegungen: sitzen oder stehen, Augen schließen, ganz langsam mit dem Becken kreisen, das Becken und den Körper ganz genau spüren. Ebenso Kopf drehen, also Nackenkreisen, langsam. Während dieser Drehungen langsam durch die Nase einatmen und ausatmen.

⋯⋯> Drehen und schlenkern: Stell dich hin, wo du Platz hast. Füße etwas nach außen richten, Beine in leichter Grätsche, Arme ganz locker baumeln lassen. Dann eine Ferse mit den Zehen am Boden nach außen drehen und sofort wieder zurück; das Gleiche mit dem anderen Fuß, hin und her, immer wieder. Die Drehung kommt aus der Kraft der Hüfte, dadurch geht der ganze Körper mit. Die baumelnden Arme leisten keinen Widerstand und schlenkern nur passiv im

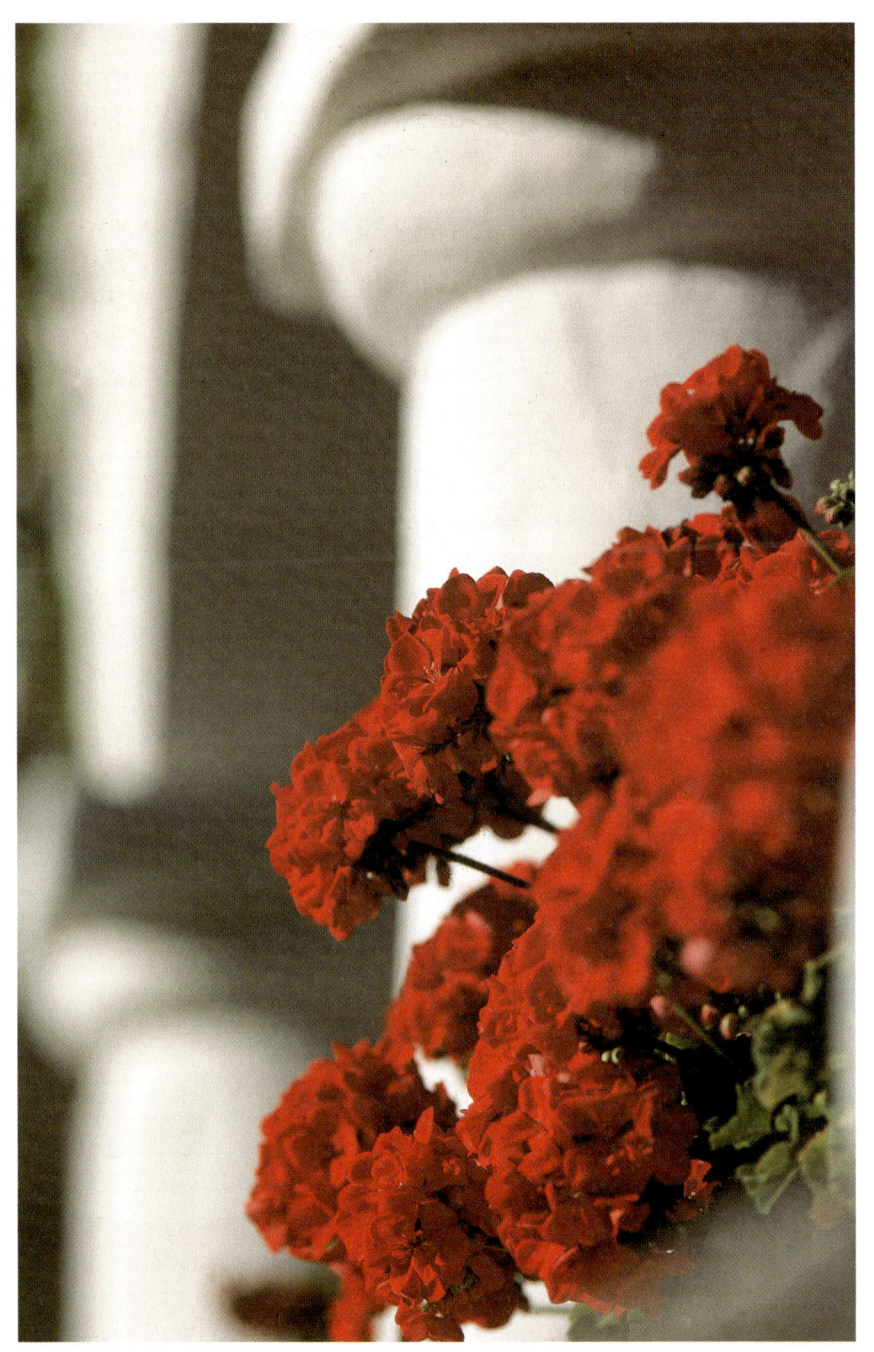

Rhythmus des Drehens weit um den Körper herum bis in die Nierengegend, so locker, als ob sie nur an Fäden hingen: zuerst auf die eine Seite, dann auf die andere, immer wieder. Mach das vielleicht eine halbe Minute lang. Danach noch kurz auf den Zehen wippen und ausschütteln.

⤑ Schütteln: Im Stehen mit den Knien leicht auf und ab wippen, gleichzeitig die Schultern heben und fallen lassen, die Hände ausschütteln, tief atmen, am besten mit einem seufzenden Ton ausatmen.

⤑ Augen schließen und mit der lockeren Faust sanft auf das Brustbein klopfen, auch mit einem Atemton. Manche Leistungssportler machen das vor dem Start. Dadurch wird die Thymusdrüse aktiviert.

Wer sich ausreichend und gut bewegt und richtig atmet, hat weniger Stress. Erstens, weil die Bewegung, zum Beispiel GENTLE RUNNING, die Verspannungen von Muskeln auflösen hilft. Zweitens, weil du dich leichter tun wirst, mit deinen körperlichen Stress-Symptomen umzugehen, wenn du dich mit GENTLE MOVING beschäftigst und zumindest das eine oder andere beherzigst. Wenn du dich wieder besser spürst, wirst du einfach auch besser und früher erkennen, wann und wo eine Verspannung einsetzt, und du kannst frühzeitig etwas dagegen unternehmen. Du kannst dann auch bewusster entscheiden, die Spannung nicht anzunehmen, sondern vielmehr loszulassen.

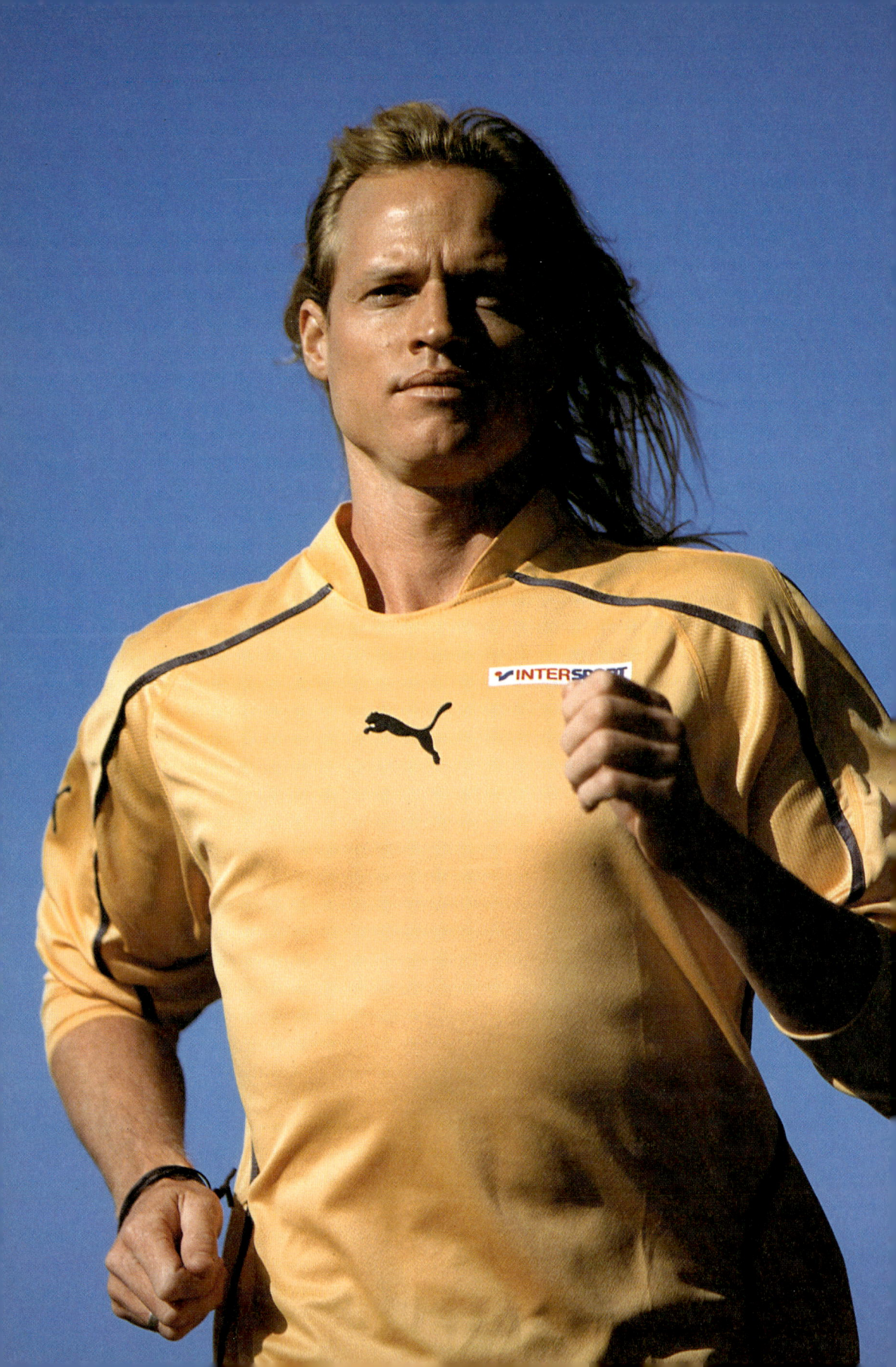

GENTLE RUNNING

„Nicht ohne Grund kommt Wasser in Bewegung."
(Afrikanische Weisheit; sie könnte die Beschreibung eines Läufers sein.)

KAISERIN ELISABETHS LAUFSCHLÖSSCHEN

Was hat GENTLE RUNNING mit Sissi zu tun?

Nicht viel. Außer dass sich diese interessante Frau vor über hundert Jahren, als die Damenwelt noch geschnürt ging und die junge Turnerei reine Männersache war, auf ihren Schlössern private Turnzimmer mit allerlei Geräten einrichtete. Für eine Frau im Allgemeinen und die Kaiserin im Besonderen war das damals eigentlich skandalös, und zwar so sehr, dass sich die Zeitungen nicht getrauten, darüber zu berichten. Dennoch machte „Sisi", wie sie damals genannt wurde, Bewegung zu einem Fixpunkt ihres Tagesablaufs: turnen, fechten, reiten, lange Spaziermärsche. Als sie langsam älter wurde, blieb nur noch das ausgiebige Gehen übrig. Allerdings übertrieb die neurotische Kaiserin heillos: Sie machte viel zu viel Bewegung, und sie ernährte sich bald nur noch von Milch, Obst- oder Fleischsäften. Und so wog sie schließlich bei einer Größe von 1,72 und einer Taille von 50 Zentimetern weniger als 50 Kilogramm.

Sissi: Vorbild im Guten und Warnung vor dem Schlechten

Warum sie uns eine Warnung sein kann, liegt nach den letzten Zeilen auf der Hand. Gentle war ihr Bewegungsleben nicht. Aber wie hätte sie es besser wissen sollen: Der Zeitgeist war stramm auf Leistung ausgerichtet, und um als Frau und Kaiserin turnen zu können, musste sie wohl so viel kämpfen, dass sie für ihren Körper nicht mehr sensibel genug war. Vorbild kann sie uns hingegen sein, weil sie sehr früh erkannt hatte, wie wichtig Bewegung für den Menschen ist. Ganz besonders Ausdauerbewegung, was daraus zu schließen ist, dass sie ihren Spaziermärschen bis zu ihrem tragischen Ende treu geblieben ist. Sie wurde im Alter von einundsechzig Jahren in Genf ermordet.
Wir wollen ihr ein virtuelles Denkmal setzen, indem wir GENTLE RUNNING als Kaiserin Elisabeths Laufschlösschen darstellen.

KAISERIN ELISABET

PRUNKRAUM

Kein Leistungsdruck!

Tu dich nicht schinden,

lauf fröhlich,

ernte Wohlbefinden.

FITNESSCENTER

KÜCHE

Vorfallen, laufen,

dreh das Becken.

Roll kurze Schritte,

tu dich strecken.

Stoß aus die Gase
durch die Nase,
dann füllt sich
selbst die
Lungenblase.

Laufschlösschen

Die Nebengebäude

GOLDENER FADEN	LANGSAM ANLAUFEN	AUF- WÄRTS
ABWECHS- LUNG	3/4 STUNDE	AUF- HÖREN
2X TRINKEN	WIND & WETTER	LAUF- SCHMERZEN
ZU DICK?	LAUF- SCHUHE	LAUFEN & LEBEN

GENTLE RUNNING ist Wohlbefinden

Nach dem Vorbild der alten ayurvedischen Rezepte fassen wir das, worum es in diesem Raum geht, in einem Vers zusammen, und wir platzieren diesen über der Eingangstür: Er betrifft die innere Einstellung zum Laufen, alles Körperliche kommt erst danach. Heute würde Sissi dagegen kaum mehr verstoßen, ist doch die innere Einstellung für GENTLE RUNNING das Wichtigste überhaupt. So wie die innere Einstellung ist, so läuft der Mensch nämlich. Daher haben wir diesen Vers auch im Prunkraum angesiedelt. Er lautet:

Kein Leistungsdruck! Tu dich nicht schinden,
lauf fröhlich, ernte Wohlbefinden.

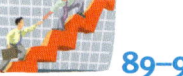

89–92

→ Kein Leistungsdruck: Wenn du nicht leistungssportlich laufen willst, sondern weil du spürst, dass dir Bewegung gut tut, dann ist das vielleicht der wichtigste Ratschlag, den wir dir geben können. Vergiss Meter und Sekunden, vergiss die Vergleiche mit Freunden und Bekannten. Höre vielmehr beim Laufen in dich hinein und überlasse dich den natürlichen Bedürfnissen deines Körpers. Von Natur aus braucht er Gehen und Laufen, er will aber nicht schnell laufen, jedenfalls nicht länger als ein paar Minuten.

→ Tu dich nicht schinden: Und weil das mit dem Leistungsdruck so wichtig ist, verdoppeln wir damit den ersten Halbsatz. Vielen Läufern sieht man es an, wie sie sich quälen. Warum? Weil sie sich an eingefahrenen Denkmustern orientieren. Natürlich ist damit nicht gemeint, dass du nicht zwischendurch einmal ein bisschen powern kannst, wenn es dir Freude macht, aber eben nur dann. Und nicht weil du glaubst, du musst irgendwelche Laufzeiten hinlegen.

→ Lauf fröhlich: Natürlich kannst du dir Fröhlichkeit nicht diktieren. Aber wenn du dich vom Leistungsdruck gelöst hast, und das ist am Anfang oft gar nicht leicht, dann wirst du Lauffreude entwickeln können.

⇢ Ernte Wohlbefinden: Ja, das kann schließlich der Lohn bei GENTLE RUNNING sein. Wenn du es in dein Leben integriert hast, wirst du dich rundum wohler fühlen. Dein Leben kann sich verändern, weil du alles gelassener nimmst und weil die Umwelt deine Veränderungen wahrnimmt und darauf mit Zuwendung reagiert.

Das Oberstübchen steuert unser Laufen

Also der Kopf. Und damit sind wir wieder beim Ich-Bild gelandet: Du läufst so, wie es dir dein Ich-Bild aufträgt. Wenn du dich auch privat als Leistungsmensch siehst, wirst du powern. Dagegen ist nichts einzuwenden. Wir haben nichts gegen Laufbewerbe. Schlimm ist nur, dass viele Läufer das gar nicht wirklich wollen, aber dennoch auf Leistung machen, weil sich unsere ganze Laufkultur bis vor einiger Zeit nur in diese eine Richtung entwickelt hat. Wer schon im Beruf, womöglich in Konkurrenz zu anderen, immer leisten und sich entsprechend unter Druck halten muss, neigt dazu, dies beim Laufen fortzusetzen. Resultat: Keine Freude am Laufen. Es wird nur unter Druck gelaufen, wegen der Gesundheit oder gar wegen des Abnehmens. Dadurch werden die Nachteile der stressigen Lebensweise vergrößert, und viele Vorteile des Laufens können nicht geerntet werden. Manche vielleicht schon, wie der rein organische Herz-Kreislauf-Nutzen. Entspannung aber wohl kaum. Aber gerade das hätte so ein gestresster Mensch dringend nötig. Das Allerwichtigste wäre für ihn, dass er es kaum erwarten kann, die Laufschuhe anzuziehen. Wenn du nur unter Druck läufst, wirst du bald wieder bewegungslos werden. Schließlich ist Schmerzvermeidung ein wichtiger Instinkt, der uns beschützt.

Warum Laufen?

Damit du fit wirst? Und gesund bleibst? Ja, natürlich. Aber das Entscheidende ist, du läufst, damit du dich wohl fühlst an Körper, Geist und Seele. Du läufst also für dein ganzheitliches Wohlbefinden. Alles andere sollte nicht das eigentliche Ziel sein, sondern willkommene Folge des Laufens: Fitness und Gesundheit bis ins Alter können das sein, wenn auch ohne Garantie. Ebenso die Verjüngung deines Körpers; durch das Laufen spürst du ihn wieder. Und der Stressabbau; du wirst zufriedener, ausgeglichener, entspannter. Das Laufen stärkt dein Selbstwertgefühl, es nimmt dir die Angst und gibt dir Freiheit. Es schärft deinen Geist und deine Sinne.

Das alles hängt damit zusammen, dass Bewegung zur Natur des Menschen gehört. Laufen ist ein menschliches Urbedürfnis. Wir sind nicht dafür geschaffen, ständig stillzuhalten, wie es die moderne Zivilisation von uns in einem hohen Maß verlangt. Wir haben ein Ruhebedürfnis und ein Bewegungsbedürfnis. Und wenn Letzteres ständig unterdrückt wird, geht es uns so wie bei allen Verdrängungen: Es stellen sich woanders negative Folgen ein, körperliche und mentale; ja, auch mentale: schlechte Laune zum Beispiel, Minderwertigkeitsgefühle oder gar Depressionen. Und die Schäden unserer chronischen Bewegungslosigkeit erkennen wir gar nicht mehr als solche und versuchen daher, sie vom Arzt kurieren zu lassen, anstatt uns schlicht und einfach zu bewegen.

Wir sind Lauftiere

Millionen Jahre haben sich unsere Vorfahren bewegt, und sie sind jeden Tag viel gelaufen. Daher ist Laufen zu einem Urbedürfnis geworden. Angesichts unserer sitzenden Lebensweise spüren das heute viele wieder. Das zeigt sich daran, dass Laufen, ja aktiver Sport überhaupt, in den vergangenen Jahren zu einer Massenbewegung geworden ist. Bei der jüngeren Hälfte der Bevölkerung von Anfang an; bei der älteren, die in jungen Jahren nicht so in Bewegung war, jetzt aber auch. Bei Umfragen in den deutschsprachigen Ländern geben inzwischen zwanzig bis dreißig Prozent der Menschen an, regelmäßig oder fallweise zu laufen. Und es gibt viele, die wandern, Rad fahren, schwimmen, Schi fahren oder Ballspielen nachgehen. Wir können sicher davon ausgehen, dass heute die Hälfte der Bevölkerung zumindest dann und wann in Bewegung ist.

Es ist nie zu spät

Wenn gesundheitlich nichts dagegen spricht, kann jeder praktisch in jedem Alter beginnen. Solltest du schon älter sein und dich früher nicht bewegt haben, kannst du sogar die Folgen dieses unvorteilhaften Lebenswandels teilweise rückgängig machen. Menschen, die später zu laufen beginnen, tun das oft überlegter und konsequenter als Junge. Natürlich ist in diesem Alter zu berücksichtigen, dass der Körper, die Knochen, die Muskeln und Sehnen nicht mehr zwanzig sind. Auch der

Stoffwechsel ist langsamer und das Herz weniger belastbar. Aber wenn du dich nicht antreibst, reguliert sich das von selbst. Der Körper sagt dir dann, was ihm gut tut. Und so kannst du auch als Senior nach einiger Zeit einen körperlichen Status erreichen, als ob du Jahre jünger wärst. Ganz abgesehen von der neuen Lebensfreude, die das Laufen gerade auch Senioren geben kann.

IM HAUPTTRAKT: EIN FITNESSCENTER IM ERDGESCHOSS

GENTLE RUNNING kommt aus dem Becken

Auch über der Eingangstür zum Turnzimmer, so hätte Sissi wohl ihr Fitnesscenter genannt, steht nach dem Vorbild von Ayurveda ein Vers. Er fasst zusammen, worum es in diesem Saal geht, nämlich um den Bewegungsablauf bei GENTLE RUNNING, das Körperliche also:

Vorfallen, laufen, dreh das Becken.
Roll kurze Schritte, tu dich strecken.

93–96

——> Vorfallen, laufen: Lass deinen ganzen Körper vorfallen und komm ins Laufen. Und dann beim Laufen in Vorlage bleiben, Rückenlage würde bremsen. Manche missverstehen das Vorfallen und beziehen es nur auf den Oberkörper. Nein, natürlich mit dem ganzen Körper vorfallen, nicht nur mit dem Oberkörper.

——> Dreh das Becken: Nicht nur mit den Beinen und vielleicht noch den mitschwingenden Armen laufen, sondern ganzkörperlich aus dem drehenden Becken heraus. Das Becken ist der Motor, es liefert die Kraft.

——> Roll kurze Schritte: Wer mit Vorlage läuft, kann eigentlich nur kurze Schritte machen,

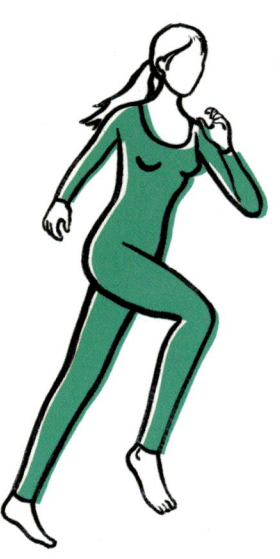

143

am besten noch kürzer, als du es dir vorstellst. Mit dem ganzen Fuß aufkommen, also nicht mit der Ferse – das geht bei kurzen Schritten ohnedies nicht –, aber auch keinesfalls nur mit dem Vorfuß. Und schließlich den Fuß im Vorfallen abrollen und mit dem Vorfuß in den nächsten Schritt hineinfedern.

⤑ Tu dich strecken: Kein Bürosessel-Laufstil, also nicht zusammenge-sunken laufen. Strecke den ganzen Körper nach oben, als ob dich ein goldener Faden hinauf zöge. Dadurch federn deine Schritte von selbst, du kommst leichter auf. Und die Lunge hat Platz zum Atmen.

Faules Ganzkörperlaufen

Ja, du hast richtig gelesen. GENTLE RUNNING hat etwas mit Faulheit zu tun. Und das kommt uns durchaus entgegen. Wir sind nämlich nicht nur Lauftiere, sondern auch Faultiere. GENTLE RUNNING ist faules Laufen mit dem ganzen Körper, mit allen Gliedern, ohne Selbstquälerei. Es ist lang-sam, leicht und locker; es ist lässig, also loslassend. GENTLE RUNNING ist Sich-vorfallen-Lassen, Rollen, Drehen. Dabei sind die wichtigsten Körperteile weder Beine noch Füße, sondern der Kopf, weil er loslassen muss, und das Becken: es ist der Motor. Die Hauptarbeit wird an die Schwerkraft delegiert. Wie bei einem Kind, das Gehen lernt, so sagen die Eltern. In Wahrheit lernt es zuerst Laufen. Die Schwerkraft ausnützend, rollt und dreht und fällt es durch den Raum. Und da es nicht fallen will, kommt es ins Laufen. Je mehr es zu fallen droht, desto schneller läuft es. Und so kann es, nach verschiedenen Versuchen, schon ganz schön schnell rennen. Kinder sind zwar ebenso ehrgeizig wie die Großen, aber sie würden sich nie quälen. Wenn's wehtut, suchen sie nach anderen Lösungen. Daher bewahren sie sich die Freude am Laufen.

Sorry, GENTLE RUNNING ist kein Sport

Richtig. Und schon gar kein Leistungssport. Daher ist GENTLE RUNNING auch kein Training, also kein Mittel für einen anderen Zweck, sondern letztlich Selbstzweck. Gute Bewegung ist nicht harte Arbeit, sondern ein umfassender, langsamer und fortwährender Prozess, an dem du Freude haben kannst. Letztlich geht es, wir wiederholen, um unser Wohl-befinden, um mehr Lebensqualität. Weil wir doch alle mehr oder weniger auf Leistung getrimmt sind, ist langsames Laufen für manche schwieriger als schnelles. Aber es ist ein gesunder Genuss. Es ist aktive Erholung, auch nach körperlicher Arbeit, denn Müdigkeit löst sich am besten durch leichte Bewegung auf. Langsames Laufen schont die Knochen und die Bänder. Es bietet die einmalige Gelegenheit, besonders viel Sauerstoff aufzunehmen. Du kannst deine Umgebung gut wahrnehmen. Und ebenso dich selbst, was dir die Möglichkeit gibt, Teile von dir, ja den ganzen Körper, mit deinem geistigen Auge zu sehen.

Beobachtungen seit GENTLE RUNNING: Die Hauptfehler

Seit dem Buch GENTLE RUNNING hat Wim in seinen Seminaren wieder hunderte von Läufern beobachtet, dabei drei Hauptfehler registriert und zur Abhilfe drei Spürer entwickelt: eine Kombination aus Fehlerübertreibung mit anschließendem Vorschlag zur Verbesserung, damit du am eigenen Körper fühlen kannst, worum es geht.

31

1. Zu große Schritte mit durchgestreckten Beinen und Rückenlage: Beides hängt zusammen.
   Übertreibung: Lauf langsam, mach deine Schritte größer als normal und komm bewusst mit den Fersen auf. Wie fühlt sich das an?
   Verbesserung: Geh in Vorlage und mach deine Schritte kleiner als normal. Wie fühlt sich das an? Du müsstest spüren, dass es sich mit kleinen Schritten viel angenehmer laufen lässt.

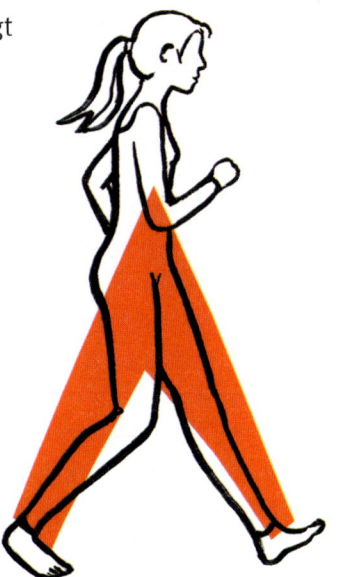

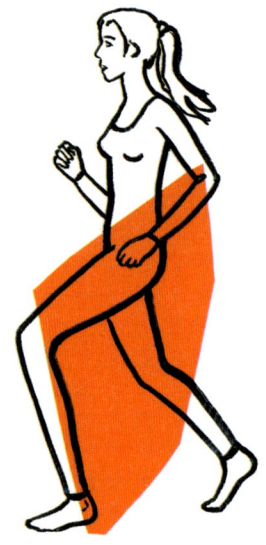

32

2. Viele Läufer fallen zu sehr in die Knie: Die Oberschenkel und die Knie müssen das ganze Gewicht abfangen.
Übertreibung: Lass deine Schritte stark in die Knie und auf den Boden fallen. Schau dabei möglichst hinunter, dann schleicht sich der Fehler von selbst ein. Wie fühlt sich das an?
Verbesserung: Schau nicht auf den Boden, streck dich nach oben, mach dich also größer, und federe in kleinen Schritten vorwärts. Und wie fühlt sich das an? Es sollte leichter sein.

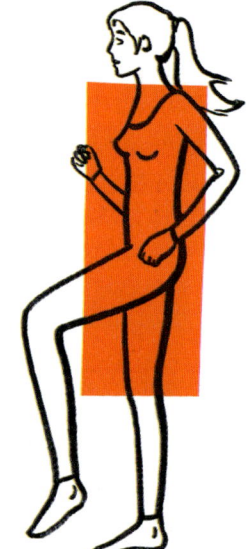

33

3. Die Körpermitte wird zu wenig bewegt, das Becken ist zu starr, die Bewegung kommt fast nur aus den Beinen und den Armen.
Übertreibung: Mach den Oberkörper beim Laufen völlig steif und bewege nur Arme und Beine. Wie geht's dir dabei?
Verbesserung: Arme verschränken, Becken drehen und Oberkörper dagegendrehen. So werden deine Laufbewegungen über den ganzen Körper verteilt und runder. Natürlich läufst du sonst nicht mit verschränkten Armen. Das ist nur ein Hilfsmittel, damit du fühlst, wie sich dein Becken dreht. Du kannst nämlich mit verschränkten Armen gar nicht anders laufen als aus dem drehenden Becken heraus.

GENTLE RUNNING ist Nasen-Ausatmen

Wenn du gelesen hast, wie wir das Atmen bewerten, wirst du dich nicht wundern, wenn es dafür im Erdgeschoss neben dem Fitnessraum eine eigene Atemküche gibt, für den Stoffwechsel vom Kohlendioxid zum Sauerstoff. Und das ist der Vers über der Eingangstüre:

Stoß aus die Gase durch die Nase,
dann füllt sich selbst die Lungenblase.

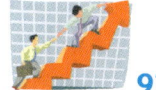

97–99

⟶ Stoß aus die Gase: Das Ausatmen betonen. Gutes Ausatmen ist mindestens genauso wichtig wie gutes Einatmen, weil wir dabei Giftstoffe loswerden.

⟶ Durch die Nase: Nasenatmen ist Bauchatmen. Bauchatmen ist Atmen mit der ganzen Lunge, vor allem auch mit dem unteren Teil der Lunge, der beim Brustatmen eher vernachlässigt wird. Außerdem reinigt und temperiert die Nase die Luft. Nasenatmen ist also bekömmlicher als Mundkeuchen.

⟶ Dann füllt sich die Lungenblase von selbst: Wer das Ausatmen betont, das Ausleeren der Lunge, das Beseitigen der giftigen Abbaustoffe, der braucht sich um das Einatmen praktisch nicht zu kümmern. Im Gegensatz zum Ausatmen geht es ganz von selbst.

Die Nase provoziert

Das ist unsere Erfahrung nach dem Buch GENTLE RUNNING. Viele aus der Läuferszene wehren sich gegen die Vorstellung, man könne beim Laufen durch die Nase atmen. Sie kommen mit dem alten Märchen, dass man beim Nasenatmen zu wenig Luft bekomme. Das mag für leistungsorientierte hohe Laufgeschwindigkeiten oder für Sprints gelten, nicht jedoch für das übliche Ausdauerlaufen.

Günter, Manfred und Andrea: Drei Erfolgsstories
Günter hat es geschafft.

Rudi: „Du hast das Nasenatmen lange vergeblich probiert. Jetzt geht es plötzlich. Wie das?"

Günter: „Entscheidend war unser gemeinsames Laufen vor einem Jahr. Da habe ich gesehen, wie langsam du dich in den ersten Minuten warm läufst. Ich bin früher immer viel schneller gestartet und dadurch gleich ins Keuchen gekommen, was mir jede Chance verbaute, mich aufs tiefe Nasenatmen umzustellen. Und das Zweite war dein Tipp, in der Gewöhnungsphase einfach nur so schnell zu laufen, wie es meine Nase zulässt, der Nase also die Führung zu überlassen."

Rudi: „Also langsamer als vorher?"

Günter: „Richtig. Und obwohl ich das Nasenatmen inzwischen so beherrsche, dass ich auch schneller laufen könnte, habe ich das Langsamlaufen beibehalten, weil ich gemerkt habe, wie gut es mir tut und dass sich dadurch auch meine Laufmotivation verbessert."

Rudi: „Ich verstehe das. Könntest du dennoch sagen, wie du das erlebst!?"

Günter: „Früher musste ich vor dem Laufen immer meinen inneren Schweinehund besiegen, ich bin nur gelaufen, weil ich es vom Kopf her wollte, für die Gesundheit, die Linie und so. Weil ich aber das Laufen inzwischen als viel angenehmer erlebe, ist es nach und nach zu einem inneren Bedürfnis geworden. Ich muss mich nicht mehr zum Laufen hintreiben, ich freue mich darauf."

Manfred hat es geschafft.

Manfred: „Ich glaubte immer, verengte Nasenlöcher zu haben, und wollte mich schon operieren lassen. Nicht zuletzt, weil auch jeder Schnupfen eine ziemliche Tortur war. Dann bin ich auf GENTLE RUNNING gestoßen. Und ich habe mich rund um mein Laufen eine Zeit lang nur um das Atmen gekümmert: Am Boden liegend, mit den Händen auf dem Bauch, beim Gehen und schließlich beim ganz langsamen Laufen. Nach einem halben Jahr war ich durch. Und jetzt laufe ich schon seit einem Jahr nur noch mit Nasen- und Bauchatmung, im Gegensatz zu früher meistens ohne Pulsuhr, aber sicher mit 120 bis 140."

Rudi: „Und wie fühlst du dich jetzt?"

Manfred: „Viel besser als früher, nicht nur beim Laufen, sondern auch darüber hinaus. Meine Frau hat mir erzählt, ich hätte früher im Schlaf immer durch den Mund geatmet, doch seit einiger Zeit fällt ihr auf, dass ich auch in der Nacht durch die Nase atme."

Und Andrea hat es geschafft.

Andrea: „Ich glaubte früher, ich könnte beim Laufen nie durch die Nase atmen, ich hätte wohl verengte Nasengänge. Dann zeigte mir mein Mann eine Qi-Gong-Atemübung, bei der die Zunge an den Gaumen gelegt wird. Dadurch wird der Rachen gesperrt und Mundatmung unmöglich. Das probierte ich beim Laufen, und siehe da, nach einiger Zeit gelang es mir so, auf das Nasenatmen umzustellen."

Rudi: „Wie war die Umstellungsphase?"

Andrea: „Nicht leicht. Eine Zeit lang habe ich schon gekämpft. Aber nach ein paar Wochen wurde es besser, und ich habe dann diese Zungenhaltung so verinnerlicht, dass ich anders fast gar nicht mehr laufen konnte. Ich laufe nur noch so. Zum Glück meistens allein, denn Laufen und Reden geht so natürlich nicht."

Rudi: „Wie lange läufst du schon so?"

Andrea: „So an die vier Jahre. Jetzt auch im Winter. Mit der Mundatmung war mir das unmöglich."

Ausatmen macht Platz für Sauerstoff

Anita erzählt vom Wien-Marathon: „Ich habe die vielen Zuschauer meistens nur schemenhaft wahrgenommen, ihre anfeuernden Zurufe aber gut gehört und genossen. Einen werde ich nicht vergessen. Mit einer lauten Bassstimme skandierte er immer wieder rhythmisch die Worte ‚Aus-at-men! Aus-at-men! Aus-at-men! – das Einatmen geht von selbst'. Und mit seinen Händen klatschte er den Takt dazu, sodass man ihn wirklich nicht überhören konnte. Das war eine wirkliche Hilfe für mich. Mein Atmen war nämlich schon ziemlich durcheinander geraten."

Heinz, ein Schweizer, in Wims Seminar: „Die meisten Läufer fangen als Menschen an und kommen als Hunde nach Hause."

Wim versteht nicht ganz: „Das wäre ja nicht schlecht, Hunde laufen sehr natürlich, jedenfalls, wenn sie nicht zivilisationskrank gemacht wurden!?!?"

Heinz lacht: „Nein, ich meine das Atmen. Ich kenne viele, die sich so verausgaben und so schlecht atmen, dass sie am Schluss nur noch hecheln. Das kann kein Vergnügen sein."

Der goldene Faden

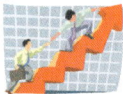

100

Stell dir vor, an deiner Stirn ist ein goldener Faden befestigt, der dich nach vorn zieht und zugleich leicht nach oben, dorthin, wo der Horizont ist. Alles nur im Kopf, aber es wirkt: Es zieht dich. Es spendet dir Kraft. Vor allem zieht es dich auch nach oben und wirkt dadurch der Tendenz entgegen, dass du mit Rückenlage läufst. Wenn du dich streckst, läufst du leichter, und du fühlst dich wohler.

Ganz langsam anlaufen

101

Viel langsamer, als du es gewohnt bist oder bei anderen siehst. Wim hat das von den äthiopischen Wunderläufern gelernt. Du wirst dich auf deinem ganzen Lauf wohler fühlen, wenn du die ersten fünf bis zehn Minuten sehr, sehr langsam unterwegs bist. Achte von Anfang an auf das tiefe Einatmen und Ausatmen, das ganz bewusste Atmen, das alle Lungenwinkel durchflutet. So bereitet sich dein Kreislauf perfekt auf eine größere Leistung vor. Allmählich kannst du die Belastung steigern. Höre dabei in dich hinein und versuche zu spüren, was heute das Richtige für dich ist. Richte deine weiteren Entscheidungen nach diesen Gefühlen, zwinge dich nicht zu mehr, als an diesem Tag in dir steckt.

Erholsames Aufwärtslaufen

102

Mit tiefer Atmung und ohne Leistungsdruck, das ist ein echtes Sauerstoffvergnügen. Ohne besonderes Tempo bekommt der Körper, wenn es bergauf geht, so viel von diesem Lebensstoff, dass er richtig gesättigt wird. Und das bei sanften Schritten, ohne Gelenksbelastung. Es geht viel leichter, als du meinst, weil du deine Geschwindigkeit ganz fein dosieren kannst, so, wie du dich gerade fühlst. Du kannst deine Schritte stufenlos verkürzen, bis sie ganz klein sind. Wenn du willst, kannst du auf Zentimeter zurückgehen. Ebenso beim Abwärtslaufen. Das schont deine Glieder.

Abwechslung suchen 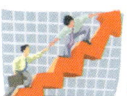 103

Immer wieder deine Laufgewohnheiten durchbrechen und andere Muskeln belasten; nur kurz, aber häufig. Beispiele: hohe Knie, hohe Fersen, seitlich laufen überkreuz, seitlich Füße anschlagen. Ganz wichtig: Unebenen Wegstrecken nicht ausweichen, wozu wir leider neigen, sondern diese richtiggehend suchen. Laufwege, die sich ständig verändern, geben dir bewussten Kontakt zum Boden. Du kannst auch auf deinen gewohnten Routen jedes Mal das Pflaster wechseln, dich also genau so verhalten, wie wir es normalerweise nicht tun. Das stärkt deine Füße und verbessert deine Koordination.

Das beantwortet auch die häufige Frage: Asphalt, ja oder nein? Wechseln ist das Beste für den Körper. Ausschließlich auf Waldboden zu laufen, wäre auch nicht bekömmlich.

Die ideale Dreiviertelstunde 104

Zehn Minuten Einlaufen, fünf Minuten Auslaufen, dann hast du dazwischen eine halbe Stunde. Und wenn du regelmäßig läufst, genügt sogar eine halbe Stunde insgesamt. Orientiere dich an deinem Gefühl. Wenn du einmal richtig eingelaufen bist, wirst du auch erleben, dass dir eine ganze Stunde zu wenig sein kann.

Aufhören soll schön sein 105

Wenn du an das nächste Laufen denkst, erinnert sich dein Körper, wie es beim letzten Mal war. Und er wird deinen Laufwillen entsprechend fördern oder bremsen. Zum Glück hat der Körper ein kurzes Gedächtnis: Er hat vor allem die letzten Eindrücke abgespeichert. Waren diese gut, wird er es wieder wollen. Es ist also sehr vernünftig, wenn du dich beim Laufen nicht schindest, bis du nicht mehr kannst, sondern rechtzeitig aufhörst, sodass es dein Körper in guter Erinnerung hat. Also langsam laufen, keinen Druck aufbauen und rechtzeitig aufhören.

Zweimal trinken: Vorher und nachher

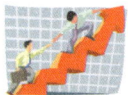

106

Am besten schon eine Stunde vorher einen guten halben Liter langsam trinken. Probiere aus, wie viel dir zuträglich ist. Nach dem Laufen gleich wieder trinken. Wenn du deutlich mehr als eine Stunde läufst, wäre es gut, auf der Strecke trinken zu können. Wir empfehlen gutes, mineralhaltiges Wasser aus deinem Wasserhahn oder Mineralwasser, wenn das Wasser in deiner Gegend nicht so gut ist. Wenn du es genau nehmen willst, achte vor allem auf einen vergleichsweise hohen Gehalt an Kalzium, Magnesium, Kalium und Natrium. Empfehlenswert ist es, das Wasser mit einem Schuss Fruchtsaft zu mischen oder ein kleines Stück Zucker hinzuzugeben. Das kann dir geschmacklich entgegenkommen. Und es hat den Vorteil, dass die Flüssigkeit vom Körper schneller absorbiert wird.

Laufen bei Wind und Wetter

107

Es gibt schöne Regen, leichte warme Sommerregen zum Beispiel. Diese können stimulierend beim Laufen sein. Oder auch ein Platzregen, der dich durchnässt. Was soll's! Schön kann auch bloßes Nieseln sein, das hält dich frisch. Aber natürlich gibt es auch heftig peitschende Regen oder gar den tagelangen kalten Schnürlregen, der dir die Lust am Laufen schon austreiben kann. Wer eingelaufen ist, für den beginnt das Laufen erst bei kaltwindigem Regen unangenehm zu werden. Oder bei Hitze ab fünfundzwanzig oder gar dreißig Grad.

Uns wundert auch immer, wenn wir im Frühling in den Magazinen lesen: Jetzt beginnt wieder die Laufsaison! Laufen kann fast immer schön sein, wenn du deinem Kopf klar machst, dass schlechtes Laufwetter Ansichtssache ist. Beim Laufen glüht in wenigen Minuten dein innerer Ofen. Daher: Wenn es kalt ist, zieh dich nicht zu warm an. In den ersten Minuten solltest du noch frieren, dann wärmst du dich von innen heraus. Erst ab ungefähr minus zehn Grad kann das Laufen eine Prüfung für die Muskeln werden, für die Gelenke und vor allem für die weniger durchbluteten und daher schlechter beheizten Bänder. In so einem Fall ist es besser, du ziehst dich winterlich warm an und machst eine Wanderung.

Laufschmerzen 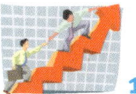 108

Du hast den Schmerz nicht, weil du läufst, sondern weil etwas falsch läuft. Suche die Ursache deines Schmerzes durch Veränderungen beim Laufen. Versuche nicht, in deinen Schmerz hineinzulaufen, sondern höre weit vor dieser Schwelle auf. Wenn du ein bisschen Glück hast, geht der Schmerz bald zurück, und du weißt, du hast die Ursache irgendwie gefunden. Aber selbst wenn der Schmerz noch da ist, aber nicht weiter zunimmt, ist das schon ein gutes Zeichen dafür, dass du auf dem richtigen Weg bist.

Was kannst du bei der Suche nach den Ursachen ändern? Du kannst langsamer laufen oder kürzer. Du kannst andere Schuhe probieren, andere Strecken und zu anderen Tageszeiten laufen. Und natürlich deinen Laufstil ändern: mehr drehen, mehr gentle. Und wenn das alles nicht hilft, wird irgendwann der Arzt die beste Adresse sein. Aber auch nicht irgendein Arzt, sondern ein Spezialist, vielleicht ein Sportmediziner. Und eigentlich nur einer, der selbst läuft. Sonst könntest du an jemanden geraten, der das Laufen nicht mag.

Zu dick? So ein Blödsinn! 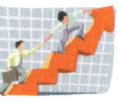 109

Bitte denke aber nicht gleich ans Abnehmen, wenn du mit dem Laufen anfängst. Und womöglich auch noch an erfolglose Diäten. So wird sich Lauflust kaum entwickeln können! Und denke bitte auch nicht daran, was dir alles wehtun könnte oder vielleicht sogar tut, weil du es herbei*denkst*. Fang ganz, ganz klein an. Zähle am Anfang nur deine Schritte, nicht die Minuten. Wenn du wirklich dick bist, fang in den ersten Tagen ruhig mit fünfzig oder hundert oder ein paar hundert Schritten an. Dann ganz langsam steigern. Ganz langsam! So verbesserst du dich jedes Mal, ohne dass du die Lust verlierst. Du läufst einfach nicht bis zu der Schwelle, wo Unlust anfängt. So erfährst du immer wieder deine läuferische Grenzenlosigkeit, mit der du wohl gar nicht gerechnet hast. Das motiviert dich, und nach einem halben Jahr machst du schon ein paar Kilometer.

Laufschuhe kaufen

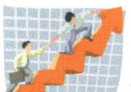

Unser Rat: Suche nicht nach dem besten Schuh, suche nach dem besten Schuhverkäufer. Das kann nur jemand sein, der selbst läuft und der schon ein paar Berufsjahre in den Beinen hat. Bevor er dir mit einem Schuh kommt, muss er beim ersten Mal Anprobieren dich selbst, dein Körpergewicht und deinen Fuß begutachten und dich ausfragen, wie und wo und wie viel du läufst. Er wird deinen alten Schuh anschauen wollen, damit er Rückschlüsse auf dein Laufen ziehen kann. Und er wird kaum von Mode reden, selbst zu den Regalen gehen und dir dann zwei oder drei Paar Schuhe zur Auswahl bringen, mehr nicht.

Hier ein Helfer, wenn du diesen Wunderverkäufer nicht findest: Jedes ordentliche Sportgeschäft hat heutzutage für das Anprobieren ein Laufband. Benutze dieses zuerst barfuß und dann mit mehreren vorausgewählten Schuhen. Nimm dann den Schuh, bei dem das Laufgefühl dem Barfußlaufen am ähnlichsten ist. Die Entwicklung bei den Laufschuhen scheint übrigens wieder wegzuführen von den immer dickeren und noch mehr gedämpften zu flacheren Sohlenkonstruktionen.

Laufen & Leben

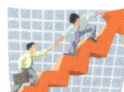

Wie du vieles andere ja auch eingebaut hast und nicht mehr missen möchtest: Halte dir Zeiten fürs Laufen frei. Ehrlich, du nimmst dir Zeit auch für Unwichtigeres. Nur wenn du das Laufen einplanst, kommst du zu einer gewissen Regelmäßigkeit. Am besten am Morgen oder auch am früheren Abend. Mindestens zweimal in der Woche, besser dreimal, solltest du laufen. Und noch besser: dreimal +. Nur so kann sich der Körper auf das Laufen einstellen, es zu seiner Gewohnheit machen. Das ist nämlich die Voraussetzung dafür, dass sich die Lust am Laufen entwickeln kann. Schon nach ein paar Wochen beginnt sie sich zu regen. Und mehr und mehr wirst du dann das Laufen brauchen. Es ist wieder da, das Urbedürfnis des Lauftiers.

Ein Laufseminar mit Wim. Am Beginn stellt sich jeder vor und sagt, warum er teilnimmt. Manchmal entwickeln sich interessante Dialoge.

Sibylle: „Ich bin gekommen, weil ich im Freien laufen will."

Wim versteht nicht gleich, was Sibylle meint, und fragt: „Du willst mit dem Laufen anfangen?"

Sibylle: „Nein, nein, ich laufe jeden Tag."

Wim: „Wo? Auf dem Laufband?"

Sibylle: „Nein, in meinem Schlafzimmer."

Wim: „Dann musst du aber ein großes Schlafzimmer haben."

Sibylle: „Es ist ein kleines. Ich laufe vor dem offenen Fenster, neben dem Bett und immer barfuß."

Wim erstaunt: „Da hast du doch viel zu wenig Platz zum Laufen!?"

Sibylle: „Ich brauche nicht mehr Platz, ich laufe auf der Stelle."

Wim: „Waaas? Das muss ich sehen. Kannst du es bitte vorführen?"

Sibylle zeigt, wie sie auf der Stelle läuft. Sie lässt die Arme locker hängen und federt abwechselnd mit dem linken und mit dem rechten Fuß, ohne sich vorwärts zu bewegen. Der ganze Körper federt mit, alles ist locker, sie wirkt sehr entspannt.

Sibylle: „Das mache ich jeden Morgen eine Viertelstunde. Vor einem Jahr habe ich mit einer Minute angefangen. Es tut mir sehr gut, aber ich möchte jetzt auch im Freien richtig laufen."

Beim gemeinsamen Laufen der zwanzig Seminarteilnehmer, alles regelmäßige Läufer, gibt es dann noch eine Überraschung: Sibylle läuft am besten. Leicht, entspannt, mühelos. Sie lernt auch sehr schnell das Vorfallen, das sie ja beim Laufen am Stand nicht einsetzen konnte, und danach gibt es an ihrem Laufstil kaum mehr etwas zu verbessern. Offenbar ist diese Methode sehr gut, um Laufen zu lernen. Natürlich hat es keinen Sinn, das als Modell auszurufen. Aber Wim beschließt, das Laufen am Stand in sein Seminar-Übungsprogramm einzubauen.

Laufen kann Meditation sein

GENTLE RUNNING besonders. Dabei gibt es verschiedene Abstufungen: Vom bloßen Glück mit sich selbst und mit der Umgebung bis zu allen möglichen Lauffantasien. Das ist aber nur möglich, wenn ein paar Voraussetzungen stimmen, vor allem:

----> Das Laufen darf kein sportlich-leistungsorientiertes, es muss gentle sein. Auch Zeitdruck lässt Meditation nicht zu.

----> Der Läufer muss das langsame Hineingleiten in Lauffantasien zulassen.

----> Er darf nicht zu viel Laufkleidung übergezogen haben, der Kontakt mit dem Außen muss für die Haut und damit den ganzen Menschen spürbar bleiben.

----> Die Laufumgebung muss stimmen: Natur, am besten Wald. Eine angenehme Temperatur und eine feuchte, aber nicht schwüle Luft, wie etwa nach einem schönen Sommerregen, sind ideal.

Wim erzählt

„Ich laufe immer ganz langsam los, langsamer als ein Fußgänger. Am Anfang spüre ich vor allem meine tiefen Atemzüge durch die Nase, ich stimme den Laufrhythmus und das Atmen aufeinander ab. Dann fühle ich die Bewegung, ob sie rund ist, geschmeidig und gleichmäßig. Immer mehr läuft es von selbst, mit wenig Muskelspannung, das ist wichtig. Das Gefühl der Schwerelosigkeit breitet sich aus. Wenn jetzt sanfte Außenreize dazukommen, ein paar Sonnenstrahlen, Vogelgezwitscher, Gerüche, das Geräusch meiner Füße und Luft, die meine Haut streichelt, dann kann ich schon ziemlich abheben. Nur ganz zart sollen diese Außenreize sein, aber sie müssen da sein, um in mir innere Stille und Zufriedenheit auszulösen. Wären die Reize zu stark, zum Beispiel eine Sturmböe oder ein lautes technisches Geräusch, dann würden meine inneren Gefühle gestört und ich müsste meine Aufmerksamkeit zu sehr nach außen richten. So sind wir alle gepolt, von alters her aus Sicherheitsgründen. Aber wenn es so läuft, wie ich es eben erzählt habe, wundere ich mich oft nach einiger Zeit, wo ich bin und wie weit ich schon gelaufen bin. Es ist ein wenig wie beim Autofahren: Da kann es ja auch vorkommen, dass man sich fragt, wie man die letzten paar Kilometer gemacht hat."

„Im Wald in der Nähe meines Hauses im Mittelburgenland gibt es ein paar Stellen, die mein Laufmeditieren besonders anregen. Die hohen Waldbäume, plötzlich die kühlere Waldtemperatur, der weiche Boden, der erdige Geruch. Bald laufe nicht mehr ich selbst, nein, es läuft mit mir und in mir. Und ich kann dann, ohne das selbst zu entscheiden, so schnell werden, dass sich in mir die Fantasie ausbreitet, ein Tier zu sein, ich spüre Schwerelosigkeit und werde zum Reh. Diese Fantasie führe ich keineswegs bewusst herbei, sie kommt einfach, sie übermannt mich regelrecht, je leichter ich mich fühle, desto mehr. Ich steuere das nicht, sonst wäre es sofort weg. Seltsamerweise kommt die Fantasie mit dem Reh an bestimmten Stellen, fast immer, wenn es die Gesamtstimmung zulässt, also auch das Wetter. Sie kann aber ganz überraschend auch ganz woanders auftreten."

BEWEGUNG UND RUHE

Rudi aus einer Podiumsdiskussion über Wellness

„Ich war als Laufexperte eingeladen und trug meine Ideen aus GENTLE RUNNING vor. Also vor allem meine Überzeugung, dass der Mensch als Lauftier zum Laufen geboren und dass Bewegung eines seiner Urbedürfnisse ist, so wie Schlafen, Trinken, Essen, Sex und so weiter. Und wenn der Mensch ein Urbedürfnis nicht befriedigt, muss er mit gesundheitlichen oder mentalen Schäden rechnen. Und weil ich so davon überzeugt bin, dass die Bewegung im heutigen Leben zu kurz kommt, trug ich das offenbar mit so viel Nachdruck vor, dass sich in der anschließenden Diskussion eine Frau meldete und sagte: ‚Herr Nagiller, der Mensch braucht doch nicht nur Bewegung, er braucht doch auch Ruhe.' Ich war eine Sekunde lang sprachlos, sie hatte ja Recht. Natürlich brauchen wir auch Ruhe. Woran es uns aber fehlt, das ist Bewegung. So ungefähr argumentierte ich dann auch. Dennoch ließ mich die Bemerkung dieser Frau nicht los. Und je mehr ich darüber nachdachte, desto klarer wurde mir, dass es kein Missverständnis war. Wir haben zu wenig Bewegung *und* zu wenig Ruhe."

Auch unser Ruhebedürfnis kommt also zu kurz

Wie ist das möglich in einer Gesellschaft, in der so viele Menschen den ganzen Tag sitzen? Diese mögen zwar innerlich unruhig sein, sich nervlich zu sehr belasten, aber sie haben doch, physisch betrachtet, Ruhe. Oder nicht?

Nein, eben nicht! Viele Menschen sind nur scheinbar in Ruhe. In Wahrheit arbeiten ihre Muskeln, sie halten Spannung, die nicht notwendig, ja auf die Dauer sogar gesundheitsschädlich ist. Und warum ist das so? Warum sind wir bewegungslos und haben dennoch keine Muskelruhe? Weil wir gestresst sind. Wer sich nicht wohl fühlt, weil er zum Beispiel unter Druck steht, verspannt, und wer verspannt, der fühlt sich nicht wohl. Eine Spirale nach unten. Es ist daher sinnvoll, sich mit beiden Fragen zu beschäftigen: Wie bewege ich mich gut? und Wie gewinne ich genug wirkliche Ruhe? Und vielleicht gar Ruhe in der Bewegung und durch die Bewegung?

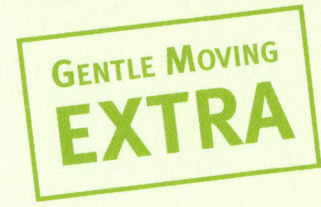

Sind Fitnesscenter gentle?

Wir gestehen: Zu Fitnesscentern haben wir beide eine zwiespältige Einstellung. Es kommt uns eigenartig vor, dass sich Menschen in verbrauchter Luft um mehr oder weniger viel Geld an seltsamen Maschinen quälen, statt sich an der frischen Luft gratis und mit Freude zu bewegen. Andererseits respektieren wir, dass die Besucher der Fitnesscenter offenbar anders denken. Und natürlich haben wir beide es auch schon selbst mehrmals probiert. Wim, um seinen Körper und dessen Möglichkeiten genauer zu erforschen; und Rudi sozusagen aus journalistischer Neugierde. Aber nach zwei oder drei Besuchen war es jedes Mal aus. Für dieses Buch sind wir wieder einmal in Fitnesscenter gegangen, um unsere Für und Wider zu überprüfen.

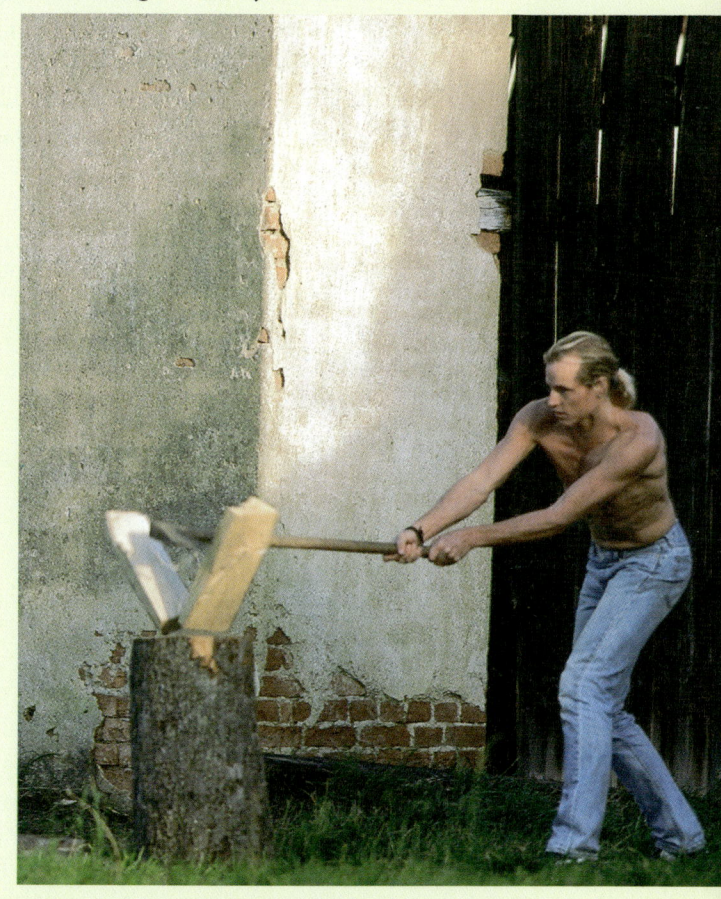

Für die Fitnesscenter spricht, dass sie ihre Kunden zur Bewegung anregen, und sei es nur, um das Gefühl zu haben, die Dauerkarte auszunützen. Oder schon besser: weil der Fitnesstreff mit Freunden eingehalten werden sollte. Wie wir überhaupt den Eindruck haben, dass die Fitnesscenter für manche ihrer Kunden nicht nur Sportstätten sind, sondern auch Begegnungsräume. Und so gesehen ist es, entgegen unserer ersten Verblüffung, auch gar nicht seltsam, wenn zwei Frauen, wie wir in einem großen Wiener Center beobachteten, vom Umkleideraum mit dem Aufzug zwei Stockwerke hinauf zu den Bewegungsmaschinen fahren, statt schon auf den Treppen mit dem

Bewegen zu beginnen. Für die beiden bedeutet das Fitnesscenter eben nicht Sport pur, sondern Kommunikation. Ihre Mütter sind zu diesem Zweck vielleicht noch in die Konditorei gegangen.

Für die Fitnesscenter spricht auch die Unabhängigkeit vom Wetter. Wir sind zwar der Meinung, dass manche Läufer oder Walker zu wetterängstlich sind und wegen ein paar Regentropfen gleich kapitulieren. Oder sie ziehen sich im Winterhalbjahr zu warm an. Aber es gibt dann und wann doch auch Wetterzumutungen, welche einem die Freude am Laufen wirklich rauben können.

Wim hatte als Siebzehnjähriger eine heiße Fitnesscenterphase. Was die Geräte betrifft, hat er nun festgestellt, dass sich in den letzten fünfzehn Jahren außer dem Design nicht viel verändert hat. Ob es nun Bewegungs- oder Kraftmaschinen sind, die meisten sperren den Menschen in ein enges Muster ein. Sie animieren zu isolierten Bewegungen in Linien, für die nur wenige Muskeln eingesetzt werden. Das widerspricht unserer Vorstellung, dass der Körper möglichst ganzheitlich bewegt werden sollte. Und man übt so leider auch für den Alltag genau das, wovon wir mit diesem Buch abraten wollen: einseitige Bewegungen, die zu Überlastungen führen können.

Noch schlimmer wird es, wenn so eine isolierte Bewegung auch noch falsch eingeübt wird, also nicht nur grundsätzlich falsch, weil sie isoliert wird, sondern auch noch im Detail falsch. Und das ist leider gar nicht so unwahrscheinlich, jedenfalls dann, wenn ein Fitnesscenter keine guten Betreuer hat. Nur wenige Geräte lassen die Freiheit zu, möglichst viele Körperteile kreisförmig bewegen zu können: der Crosstrainer zum Beispiel, eine Art Langlaufgerät, manche Geräte mit Seilzügen oder gar eine Kletterwand.

Schließlich sind die Fitnesscenter für unseren Geschmack zu wenig spielerisch, zu sehr auf Leistung aufgebaut, was vor allem Männer anspricht: Krafttraining oder Bewegung nach den Kriterien Länger-Schneller-Schwerer. Mann trainiert seinen Körper und ist dann froh, wenn es vorbei ist. Eine ziemlich langweilige Beschäftigung, die für viele nur auszuhalten ist, weil sie nebenher fernsehen können. Mit bewusstem Bewegen und Freude an der Bewegung hat das kaum etwas zu tun. Am wenigsten gilt das noch für die hauptsächlich von Frauen genutzten Gruppenstunden: vom Gemeinschaft stiftenden Spinning bis zu Aerobic und dessen Ablegern wie dem Tae Bo, einer Mischung zwischen Aerobic, Tanz und Kampfsportelementen. Diese Gruppenaktionen vermitteln am ehesten den Eindruck, dass im Vordergrund nicht die Leistungsschinderei steht, sondern das Spielerische, die Freude an sich selbst und am Zusammensein mit anderen.

Aus Amerika kündigt sich übrigens ein neues System von Fitnessmaschinen an. Sie nennen sich gyrokinetisch, was etwas mit „im Kreis bewegen" zu tun hat, und sie nehmen für sich in Anspruch, die Nachteile der bisher üblichen Geräte nicht zu haben. Ihre Konstrukteure werteten Erfahrungen aus den Bereichen Gymnastik, Schwimmen, Ballett und Yoga aus und bauten die Geräte sozusagen um den Körper herum. Die Menschen müssen sich dadurch nicht mehr den Maschinen anpassen, sondern umgekehrt: die Maschinen den Menschen. Daher beanspruchen die Geräte nicht isolierte Muskeln, sondern ganze Muskelfunktionsketten, letztlich den ganzen Körper. Sie entwickeln Kraft, Beweglichkeit und Koordination gleichzeitig, und das alles mit wenig Kraftaufwand.

Sind Fitnesscenter also gentle? Sie sind es durchaus, wenn es darum geht, Freunde zu treffen. Was aber die Geräte betrifft, gibt es nur wenige, die wirklich gentle eingesetzt werden können. Selbstüberwindung steht im Vordergrund, weil der Kopf das Training befiehlt, und danach das Gefühl, dadurch etwas geleistet zu haben. Auch nicht schlecht, aber wirklich gentle ist das nicht.

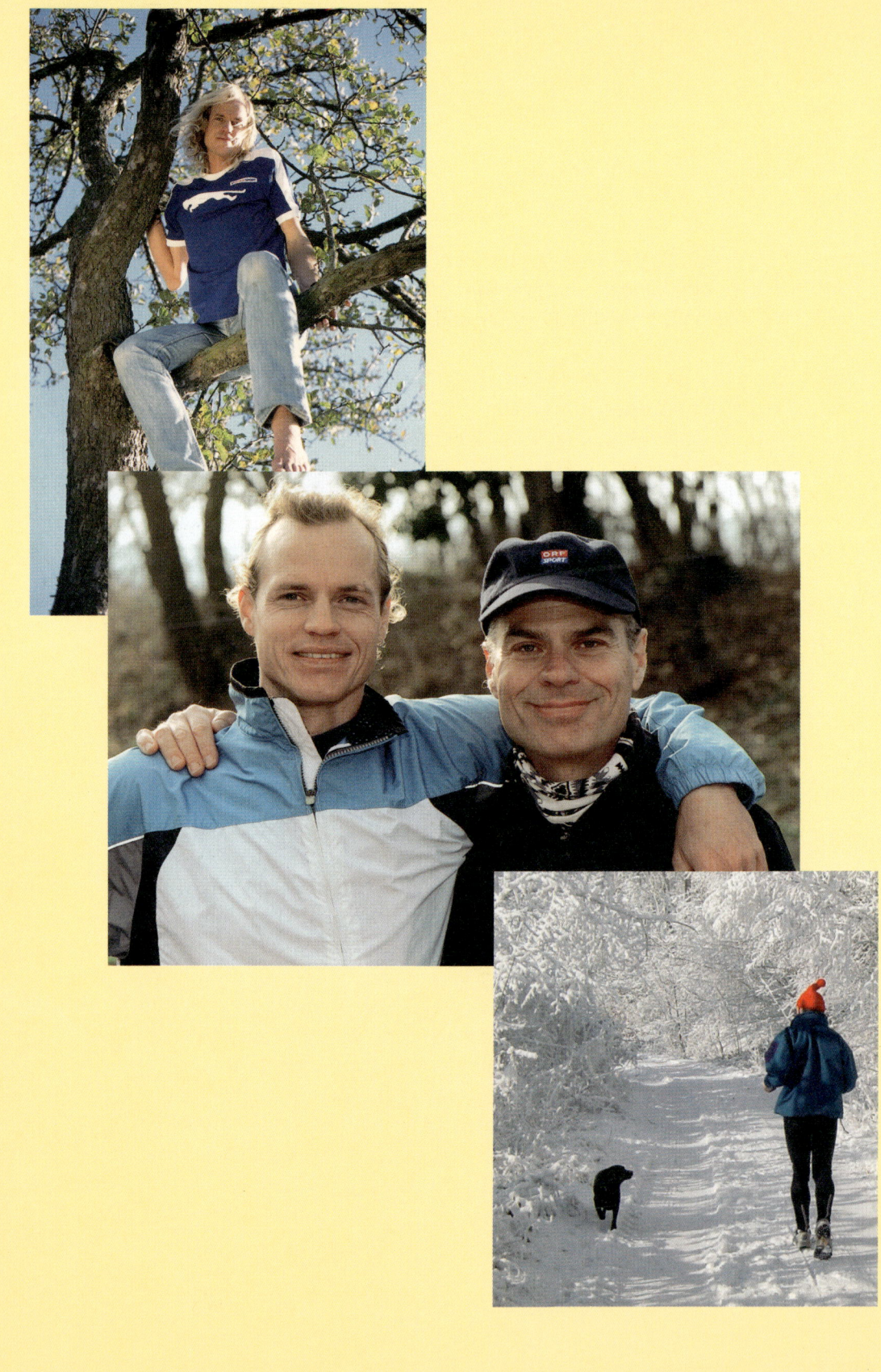

Dialog der Autoren

„Im Grunde genommen bewegen nur zwei Fragen die Menschen: Wie hat alles angefangen, und wie wird alles enden?"
(Stephen Hawking, britischer Physiker und Philosoph)

Rudi: „Wenn ich das Buch so durchblättere, fürchte ich, manche Leser werden uns für überspannt halten. Wir beschäftigen uns mit allen möglichen Bewegungen, vom ganzen Körper bis zur kleinen Zehe. Wir bieten dafür dreiunddreißig Spürer und einhundertelf Helfer an, wie wir das genannt haben, so als ob die Leute nichts anderes zu tun hätten, als den ganzen Tag in sich hineinzuspüren und sich darum zu kümmern, wie sie ein Wasserglas zum Mund führen sollen. Ich kann nur hoffen, die Leser verstehen das Buch als Anregung und nicht als Bewegungskatechismus."

Wim: „Das hoffe ich auch. Was wir beschrieben haben, ist nicht zum Auswendiglernen gedacht, sondern zur Bewusstseinsbildung. Als Anregung, den eigenen Körper ernster zu nehmen, durch Ratschläge und eigene Versuche mehr über ihn zu erfahren, vielleicht sogar neue spannende Bewegungserfahrungen zu machen."

Rudi: „Das ist sehr wichtig: Anregungen und Motivation. Und nicht exakte Regeln oder gar, wenn man diese nicht einhält, ein schlechtes Gewissen. Ich erfahre es am eigenen Leib. Seit ich mich damit beschäftige, denke ich im Alltag immer wieder daran und bewege mich plötzlich anders. Zum Beispiel, wenn ich über eine Treppe gehe. Es ist dann richtig angenehm, zu spüren, wie sich mein Körper freut, wenn ich die Hüften kreisen lasse, wie ich das früher nie getan habe. Oder ‚Po aufs Klo', eine ganz einfache Sache, viele Male am Tag brauche ich ihn, und das vermittelt mir dann wirklich das Gefühl, ich weiche keiner Bewegung aus, doch belaste ich mich nicht sinnlos."

Wim: „Es geht in diesem Programm nicht so sehr darum, das Richtige zu tun und das Falsche zu vermeiden, sondern neue Möglichkeiten zu finden, aus denen du auswählen kannst. Jene auszuwählen, die der Situation, in der du dich gerade befindest, angemessen sind und die dein Wohlbefinden daher steigern."

Rudi: „Wenn man sich ausreichend und gut bewegt, dann lebt man besser. Das weiß ich seit ein paar Jahren aus eigener Erfahrung."

Wim: „Ja, du weißt es. Aber so, wie du es formuliert hast, ist es eine Hoffnung, die sich leider nicht immer erfüllt. Letztlich geht es nämlich um die innere Einstellung. Man kann sich ausreichend und gut bewegen und dennoch sehr eng sein, in seiner Entwicklung stehen bleiben, nichts Neues dazulernen, und ich glaube, dass man von so jemandem nicht sagen kann, er lebt gut."

Rudi: „Da ist was dran. Außerdem braucht es für das bessere Leben mehr, als sich nur gut und ausreichend zu bewegen. Das mag eine wichtige Lebensgrundlage sein, aber eben nur eine, auf andere sind wir gar nicht eingegangen. Auf die Ernährung zum Beispiel, auf Partnerschaft und Sex, auf die Rolle von Freundschaften, von besonderen Lebensinteressen und so weiter."

Wim: „Klar, aber wir haben ein Bewegungsbuch geschrieben. Mehr nicht."

Rudi: „Wir haben aber mehrmals betont, Feldenkrais geht letztlich über das Körperliche, über die bloße Bewegung hinaus, die Grundprinzipien betreffen das Leben als Ganzes. Zum Beispiel das Prinzip, dass es vernünftig ist, sich nicht kritiklos fremde Lebensentwürfe aufdrängen zu lassen, sondern durch ständiges Ausprobieren eigene Wege zu finden. Das halte ich für besonders wichtig."

Wim: „Das ist richtig. Man kann mit Feldenkrais alles angehen, auch das, was du aufgezählt hast. Es geht immer um die Gewohnheiten. Der Mensch ist halt ein Gewohnheitstier, und das ist auch ganz in Ordnung so. Aber die Gewohnheiten sollten ihm nicht Entwicklungsmöglichkeiten verstellen, darum geht es. Ich bin überzeugt, der Mensch ist ein Lernwesen. Solange er sich bewegt, körperlich, wie wir es in GENTLE MOVING beschrieben haben, und darüber hinaus in seinem ganzen Menschsein, tut er etwas ganz Wichtiges für sein Wohlbefinden."

Rudi: „Ein schöner Schluss."

INHALTSVERZEICHNIS

Die Autoren   4

„Wie geht's, wie steht's?"   7
Die Sprache bedient sich nicht zufällig dieser Bewegungsworte.
Wir bewegen uns so, wie uns zu Mute ist. Umgekehrt geht es uns
besser, wenn wir uns ausreichend und gut bewegen.

Millionär im Gläserheben   11
Kleine Ursachen, große Wirkungen. Millionen Mal führen wir im
Laufe der Jahre ein Glas zum Mund. Eine Banalität? Für den Körper
nicht. Zusammengerechnet sind das nämlich schwere Fernlastzüge.

Felden – WAS???   17
Feldenkrais! Das ist die Grundlage dieses Buches. Ein Lehr- und
Lernsystem, mit dem wir lernen können, uns besser zu bewegen.
Aber nicht durch neue Regeln, sondern durch körperliche
Selbstfindung.

Unser Ich-Bild und seine Gewohnheiten   27
Wir bewegen uns so, wie wir uns sehen. Fühlen wir uns alt,
bewegen wir uns auch so. Feldenkrais hilft, aus dieser Falle her-
auszukommen, indem es das Ich-Bild verändert.

Von den Kindern lernen   31
Kleine Kinder sind neugierig und bewegen sich gentle. Sie setzen
den Körper so ein, wie er eigentlich gebaut ist. Der Sinn von
Feldenkrais ist die Wiedererweckung dieser ursprünglichen
Bewegungsneugierde.

Extra: Wims persönliches Feldenkraisen   34

166

GENTLE MOVING befreit dich · 39

Es verbessert unser Leben, macht den Geist wach und spricht
Sehnsüchte an. GENTLE MOVING ist Natur und natürlich. Letztlich
macht es uns jünger, als wir zu sein glauben.

Feldenkrais-Schnupperkurs · 43

Jetzt ganz praktisches Hineinschnuppern in Feldenkrais, mit dem
eigenen Körper. Mit Hilfe von genau beschriebenen Übungen die
eigenen Bewegungen spüren lernen, sie beurteilen und Besseres
suchen.

Große Helfer fürs Bewegungsleben · 53

Ganz wichtige Grundregeln: Kreise statt Linien, Beckenarbeit, die
Schwerkraft nutzen, körpernah arbeiten, sich dem Ziel zuwenden,
ständig in Bewegung sein, immer Neues suchen.

Stehen lernen · 65

Der Mensch ist nicht zum strammen Stehen gebaut, er steht
instabil und fällt leicht um. Daher Stillstehen vermeiden und
durch bewegtes Stehen ersetzen. Also beim Stehen den Körper
immer ein wenig bewegen. Und besser Gehen als Stehen.

Gehen lernen · 69

Kurze Schritte aus dem ganzen Körper. Nicht nur mit den Beinen
gehen, sondern mit den Gebeinen. Mit der Wirbelsäule, dem
Rücken und mit dem Becken. Wie die Models auf dem Catwalk.

Extra: Linette aus Nairobi. Ein Gehwunder · 75

Sitzen lernen · 79

Sitzen ist unnatürlich, und wir sitzen viel zu viel. Daher weniger
sitzen und beweglich sitzen, still sitzen ist passé. Es gibt keine
Wunderstühle, höchstens der einfache Hocker oder noch besser
ein Sitzball.

Extra: Der Beckenboden. Von Gastautorin Benita Cantieni   83

Kleine Helfer für den Alltag   87

Helfer für Leute, die immer stehen oder sitzen müssen. Oder vom
Sessel aufstehen und niedersetzen. Zu Boden gehen und aufstehen, etwas aufheben, Treppensteigen, etwas tragen, Hausarbeiten,
telefonieren, PC-Arbeit, Auto fahren.

Kleine Helfer beim Sport   97

Mit dem ganzen Körper golfen oder Tennis spielen, Rad fahren,
Inline Skating, Nordic Walking, Schilanglaufen, Scooter oder
Werfen. Wer nicht nur an Leistung denkt, hat mehr Freude.

Kleine Helfer zum Entspannen   103

Lümmelübungen gegen Knigge, Überkreuzbewegungen,
Entspannung für Nacken und Schultern, Augen und Unterkiefer.
Wir brauchen Spannung und Entspannung.

Extra: Der Bauchtanz. Bewegungswunder aus dem Orient 111

Atmen ist Bewegung ist Atmen   115

Atmen ist Entgiftung und Sauerstoff, beides ist gleich wichtig. Alte
Weisheiten aus dem Orient: Nasenatmen, Bauchatmen, Ausatmen.
Atemübungen mit dem Yogi. Kleiner Sonnengruß.

Extra: Rudis Lebensgeisterstunde   125

Stress   131

Stress, das bedeutet nicht viel Arbeit, sondern es fühlt sich ein
Mensch schlicht überwältigt. Körperlich führt das zu anhaltenden
Muskelverspannungen und Verkrampfungen, bei vielen ein
Dauerzustand. Kleine und Große Helfer gegen den Stress.

GENTLE RUNNING   137

Kaiserin Elisabeths imaginäres Laufschlösschen, in dem man das leichte Laufen lernen kann: Unterstützt von drei Großen Helfern und zwölf Kleinen. Die drei Hauptfehler der Läufer und was dagegen zu tun ist. Der Mensch ist ein Lauftier, daher fühlt er sich nur wohl, wenn er sich regelmäßig bewegt.

Extra: Sind Fitnesscenter gentle?   159

Dialog der Autoren   163

Bildnachweis   170

Bildnachweis:
Benita Cantieni, Zürich: Seite 82
Wim & Moana Luijpers, St. Martin/Wart: Seiten 64, 96, 102, 111
Klaus Morgenstern, Kapfenberg: Titelfoto sowie Seiten 4, 6, 10, 13, 14, 16, 26, 30,
    32, 35, 38, 42, 52, 68, 75, 76, 78, 86, 114, 130, 132, 134, 136, 159, 162 oben
Rudolf Nagiller, Perchtoldsdorf: Seiten 5, 126, 128, 162 Mitte und unten

Bibliografische Information Der Deutschen Bibliothek
Die Deutsche Bibliothek verzeichnet diese Publikation in der
Deutschen Nationalbibliografie; detaillierte bibliografische Daten
sind im Internet über http://dnb.ddb.de abrufbar.

© 2003 by Niederösterreichisches Pressehaus
Druck- und Verlagsgesellschaft mbH
NP BUCHVERLAG
St. Pölten – Wien – Linz

www.np-buch.at
verlag@np-buch.at

Titelfoto: © Klaus Morgenstern, Kapfenberg, office@ausloeser.at
Illustrationen: Birgitta Heiskel, Wien
Grafische Gestaltung: Kurt Hamtil, verlagsbüro wien

Gesamtherstellung:
Niederösterreichisches Pressehaus
Druck- und Verlagsgesellschaft mbH
A-3100 St. Pölten, Gutenbergstraße 12

ISBN 3-85326-106-X

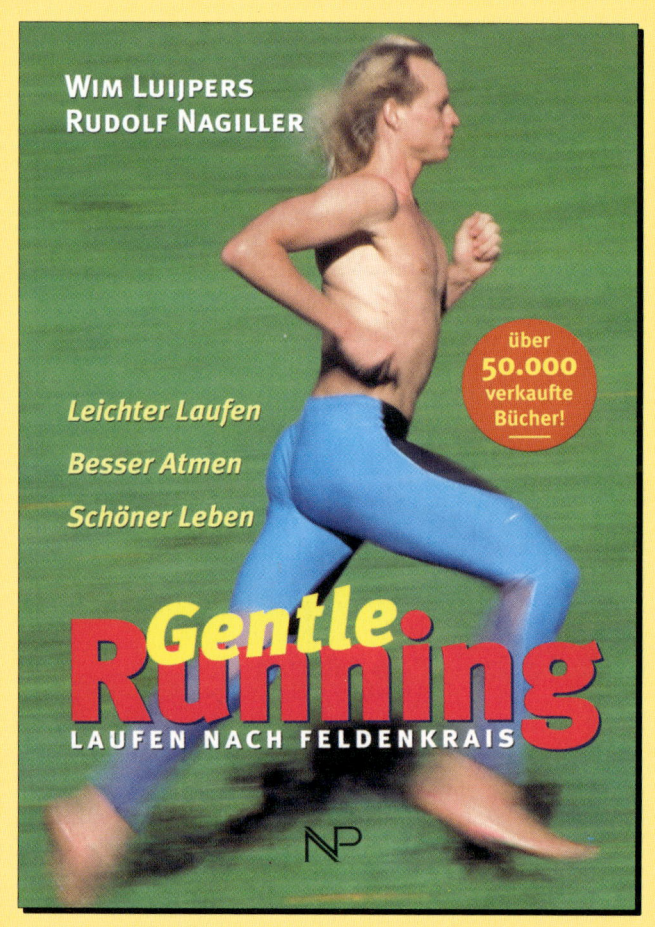

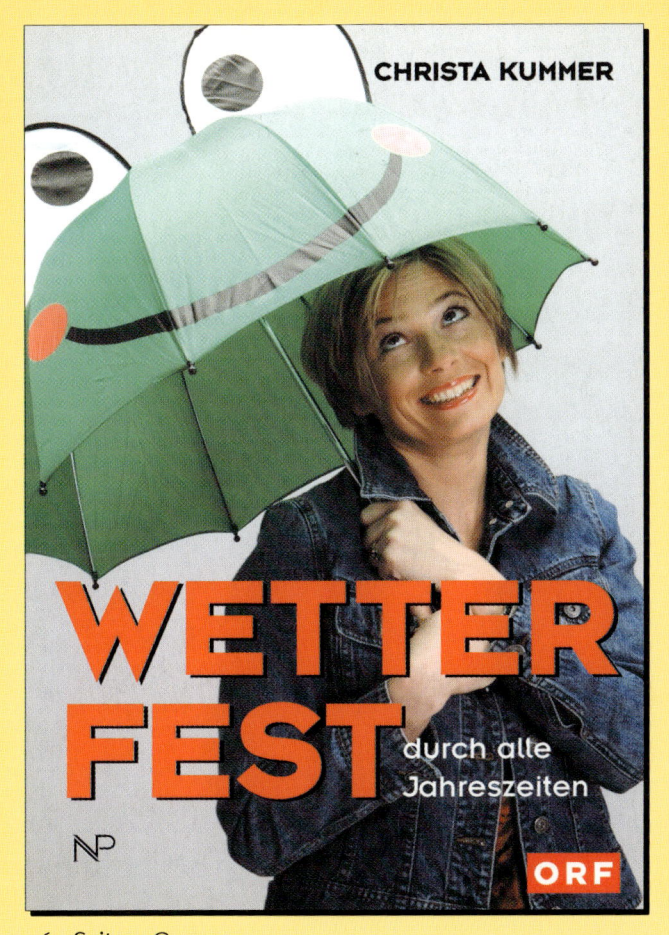

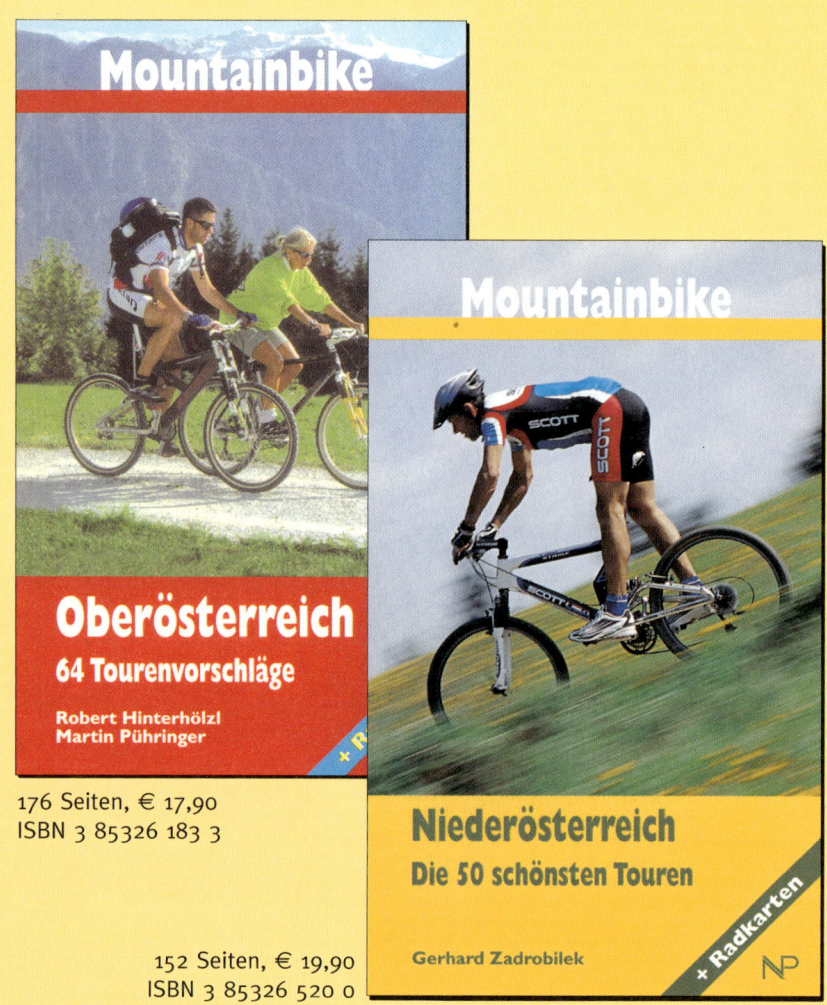